O pato Euzébio

Texto e ilustrações de Marcio R. Garcia

AGRADECIMENTOS À MIRIAN, VANESSA, GIOVANA, EDINÉIA E FABIANE PELO APOIO.

ESPECIALMENTE PARA MEUS AMORES, GABRIELA, JÚLIA, MARIA, ANTÔNIO, KÁTIA, SILVIA E JUNIOR, QUE ME DERAM FORÇA E CONSELHOS DURANTE TODA MINHA VIDA.

Editora Verso

Editora InVerso

R. Clóvis Bevilaqua, 352 Cabral
CEP 80035-080 Curitiba-PR
(41) 3254-1616 e (41) 3538-8001
editorainverso@editorainverso.com.br
www.editorainverso.com.br
Facebook.com/editorainverso
Instagram @editorainverso

COORDENAÇÃO EDITORIAL
Cristina Jones
Editora InVerso

REVISÃO
Carlos L. W. Jorge
Ana Flávia Lorena de Carvalho

ILUSTRAÇÃO
Marcio R. Garcia

CAPA, PROJETO GRÁFICO E ARTE-FINAL
Adriane Baldini

DADOS INTERNACIONAIS DE CATALOGAÇÃO NA PUBLICAÇÃO (CIP)
Mona Youssef Hammoud – CRB/ 9ª -1393

G216o

GARCIA, Marcio R. O pato Euzébio.
Marcio R. Garcia. Curitiba: Ed. InVerso, 2019
36p. 22 x 22 cm

ISBN: 978-85-5540-157-2

1. Literatura infantil 2. Tristeza 3. Depressão
4. Amizade 5. Comportamento I. Título

CDD. 808.803

Literatura infantil: 808.068 Comportamentos infantis: 808.803 Depressão: 616

EUZÉBIO ERA
UM PATO NORMAL.

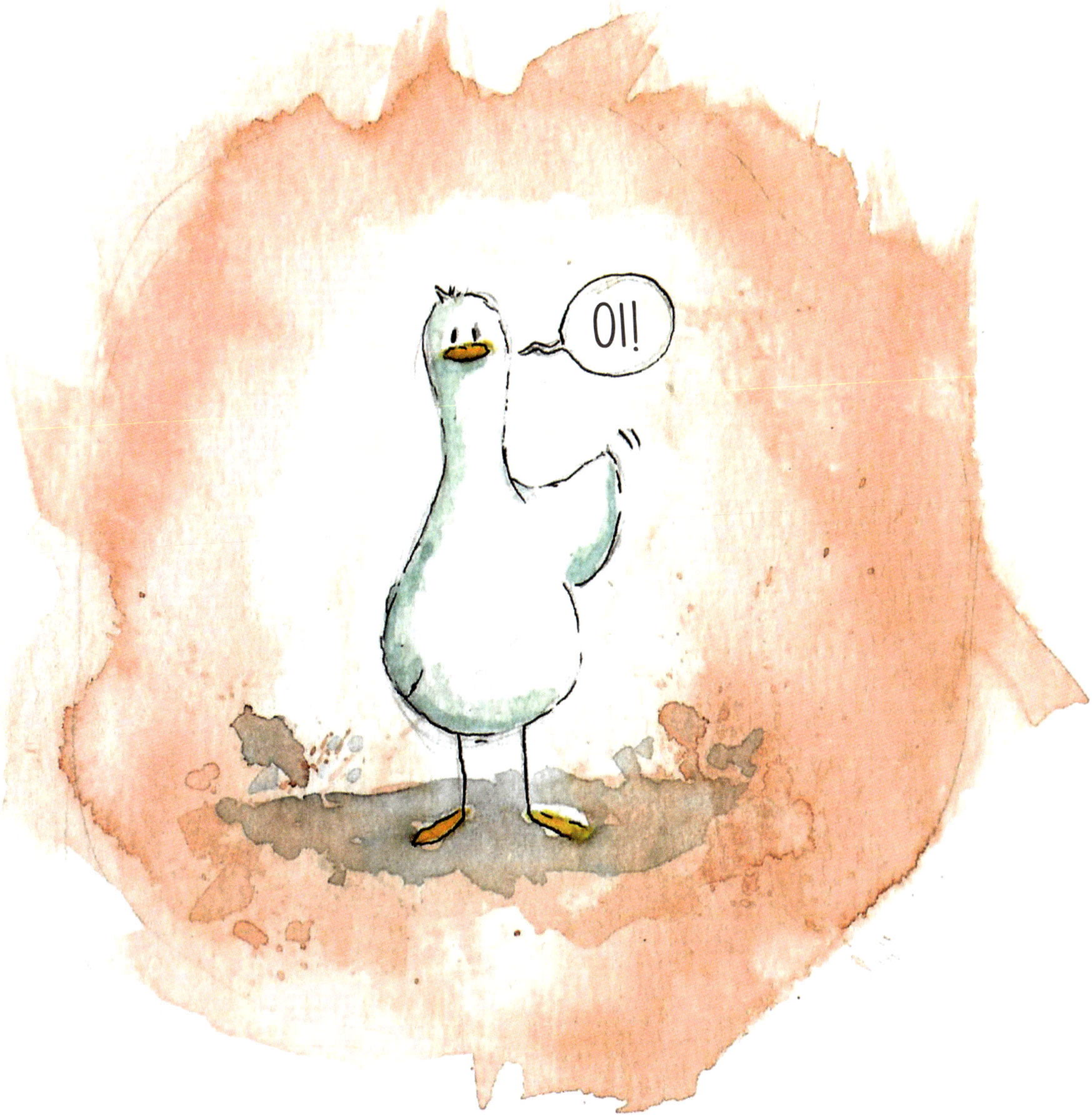

TINHA CARA
DE PATO...

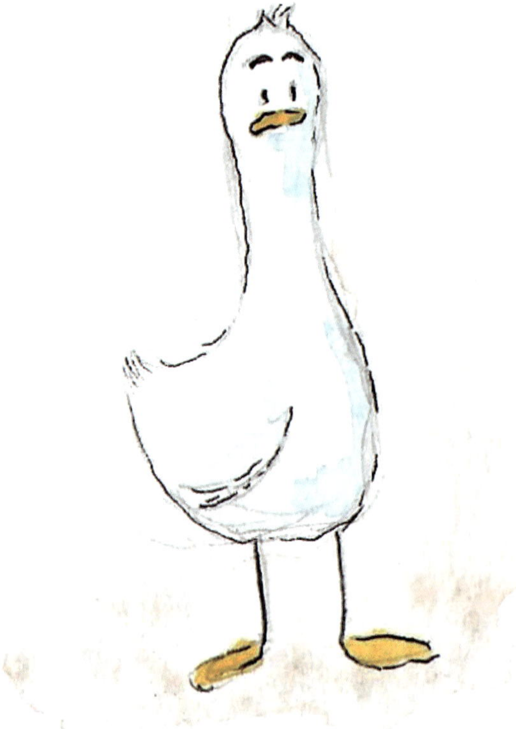

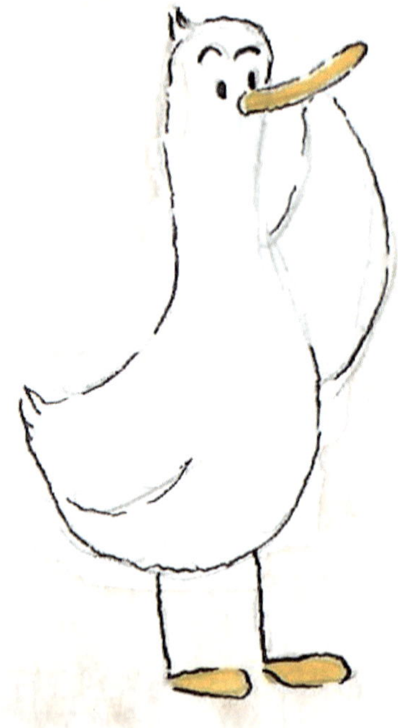

....BICO DE PATO...

...CORPO DE PATO...

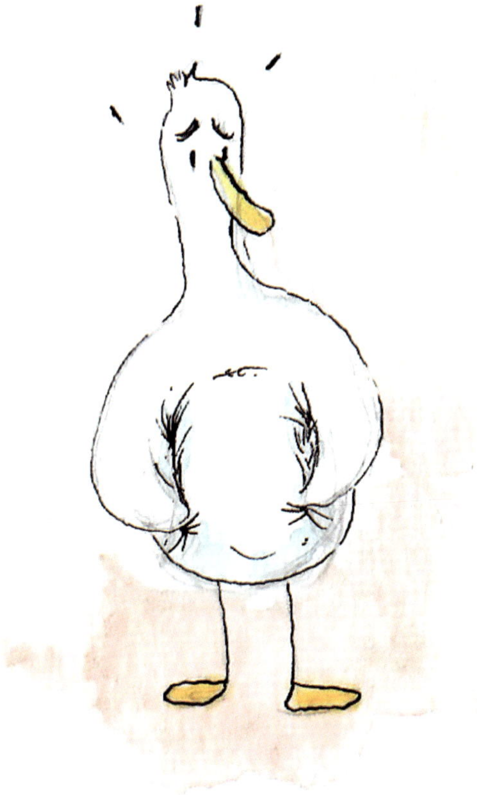

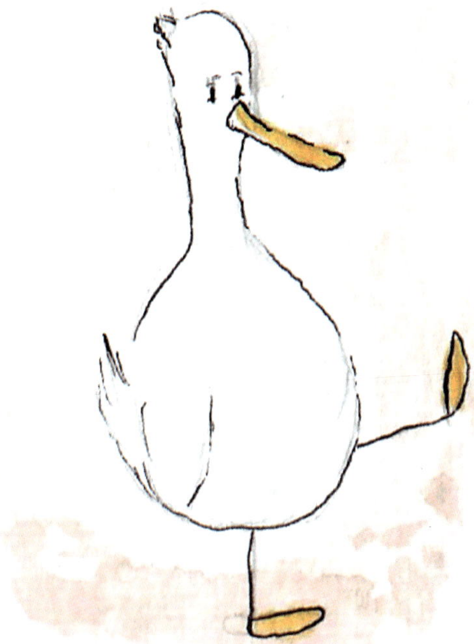

...E PÉS DE PATO.

GOSTAVA DE FAZER COISAS QUE QUALQUER PATO FAZ: TOMAR UM BANHO REFRESCANTE...

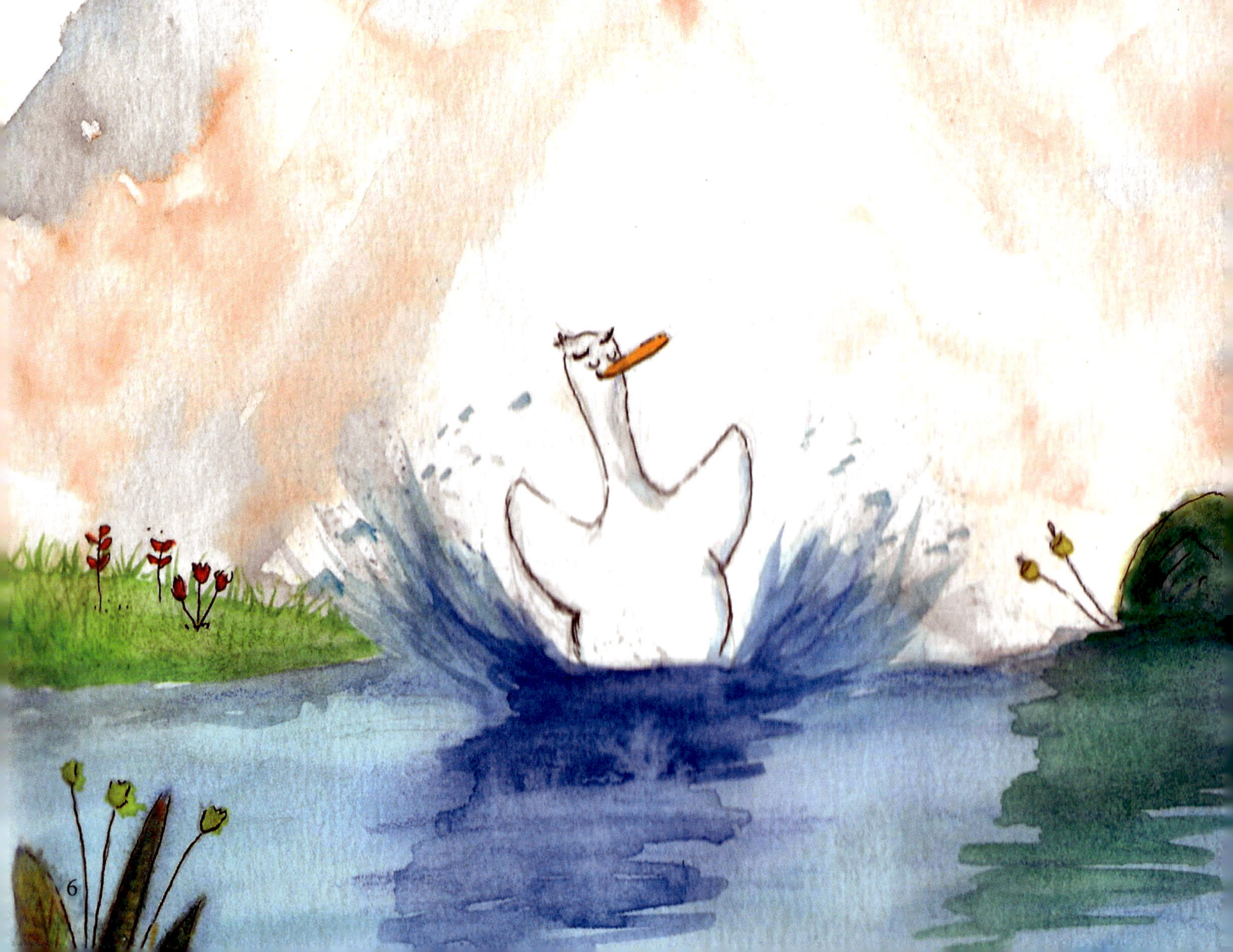

...FAZER SEUS EXERCÍCIOS MATINAIS...

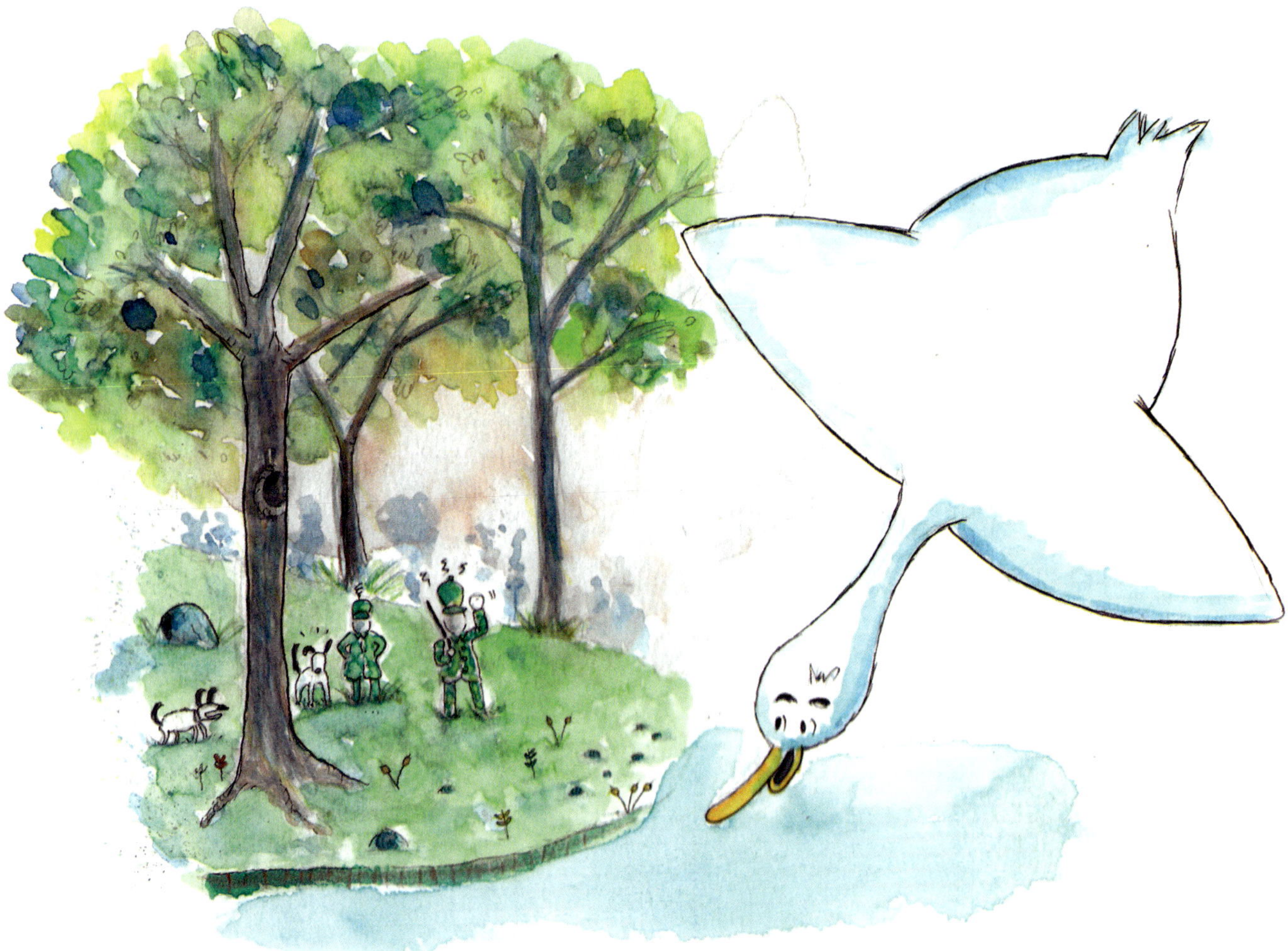

...JOGAR CONVERSA FORA COM SEUS AMIGOS.

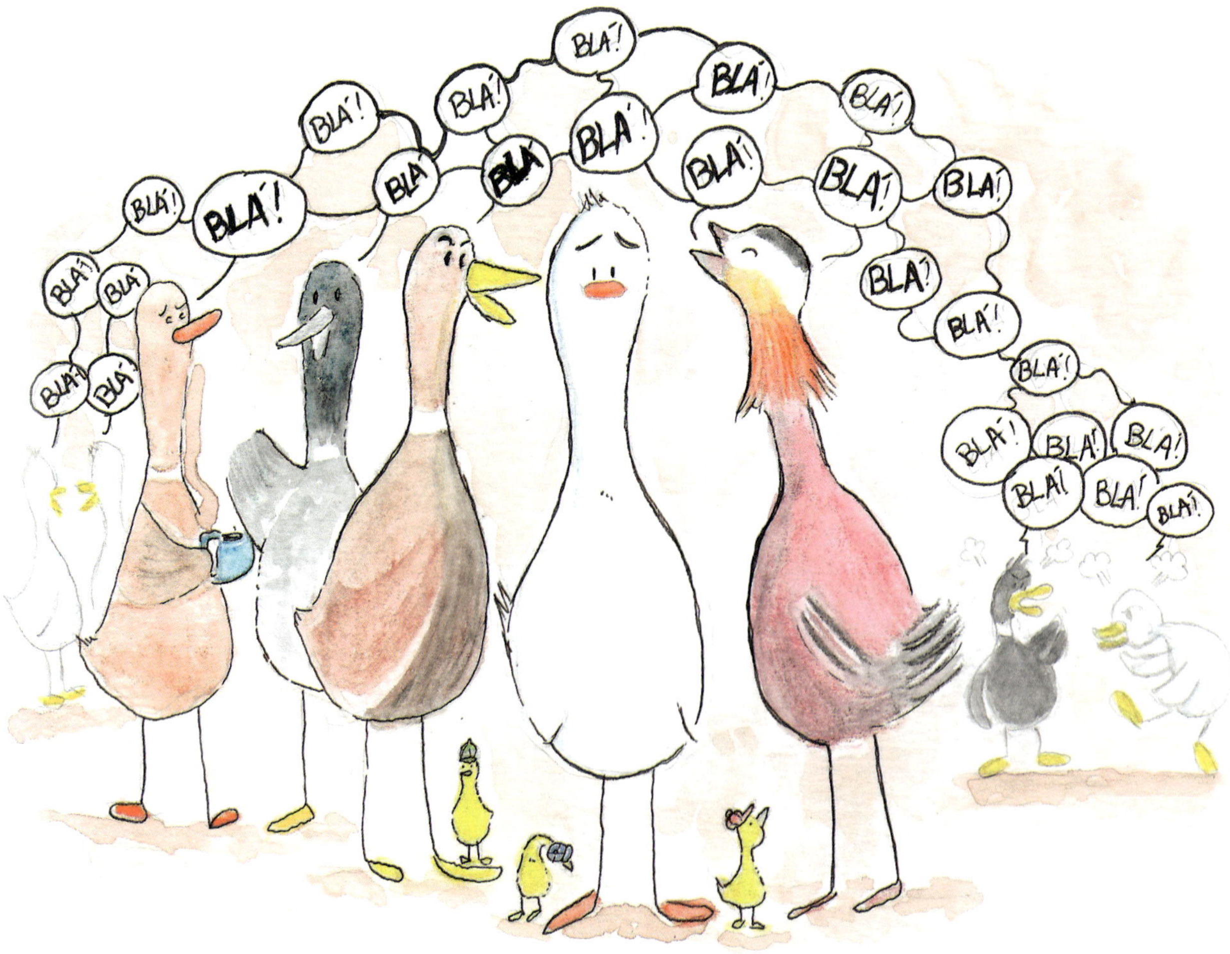

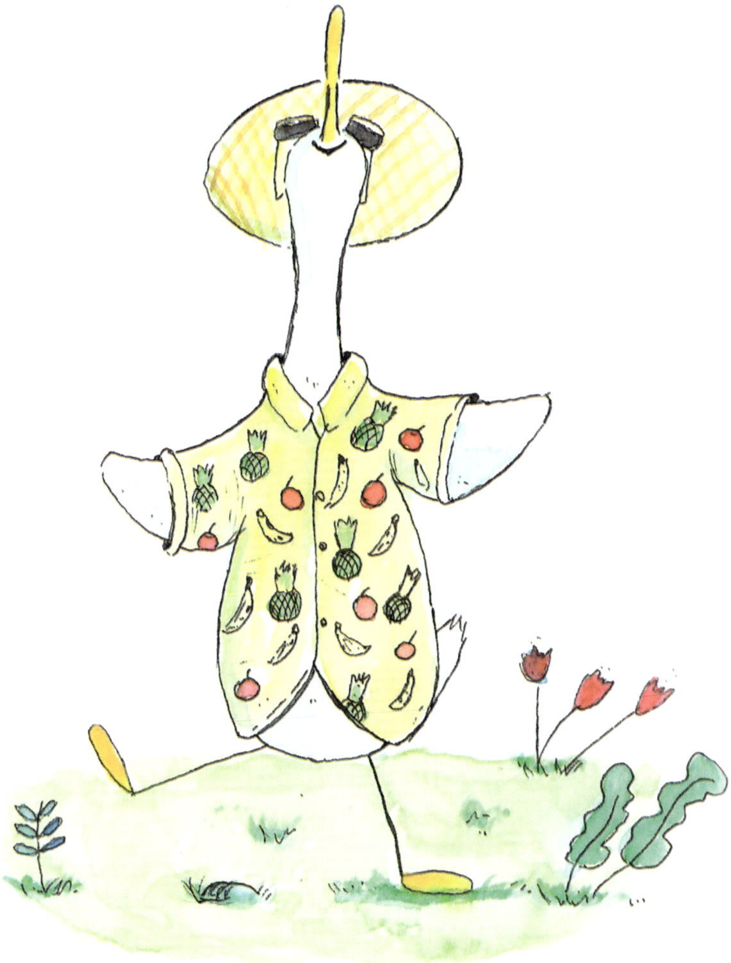

NO INVERNO, GOSTAVA DE VIAJAR PARA LUGARES MAIS QUENTES.

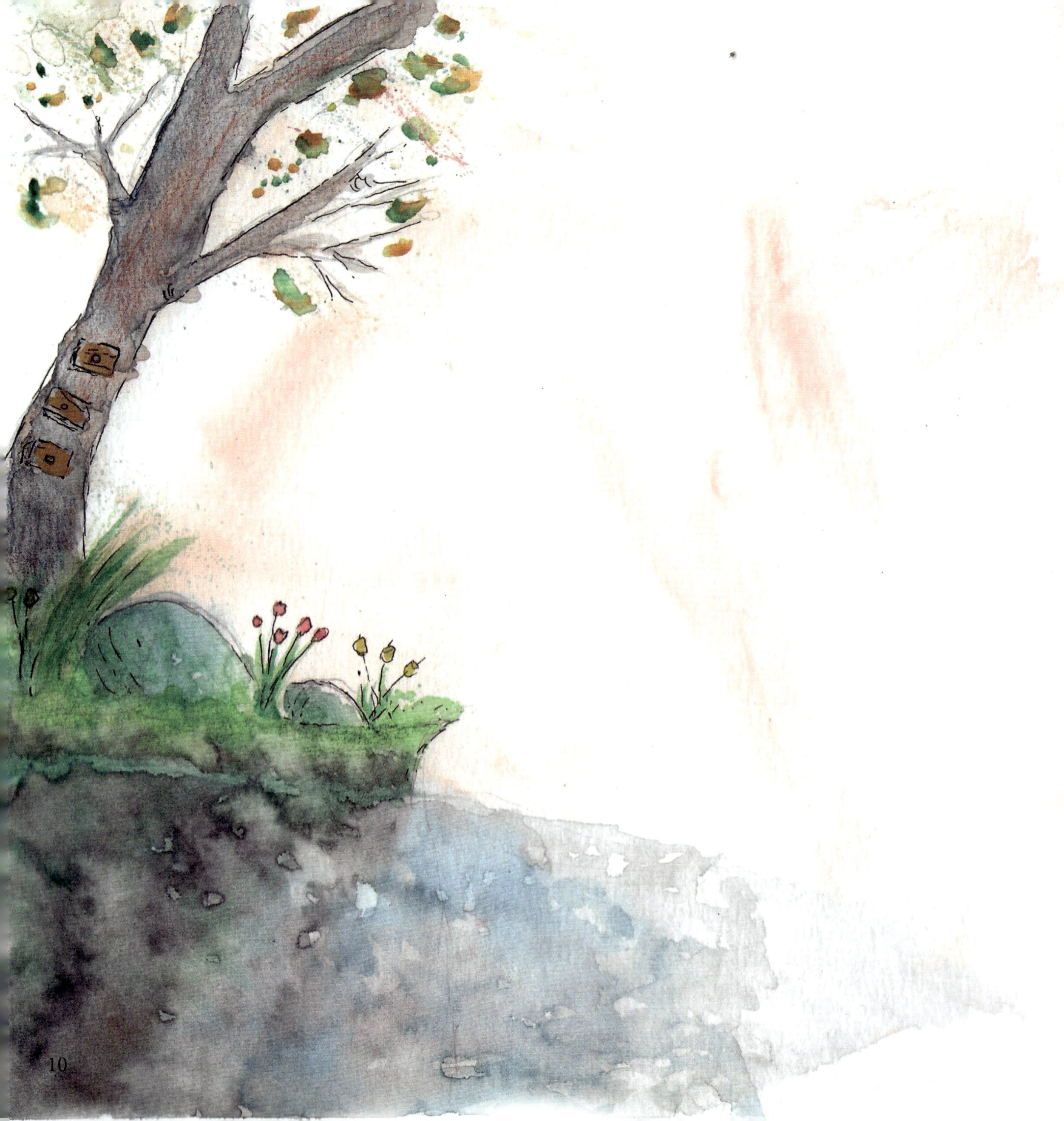

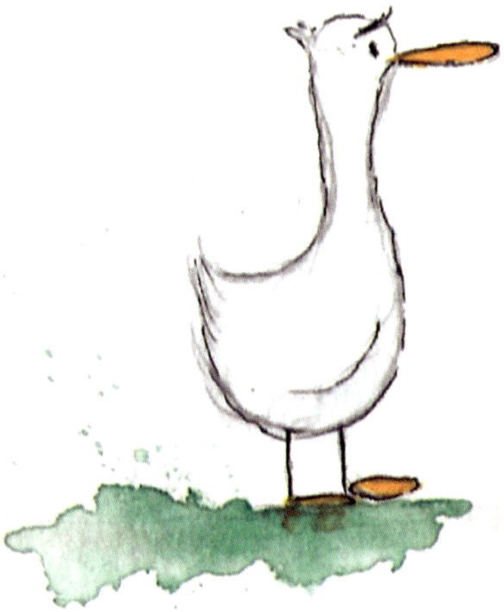

MAS, UM DIA, EUZÉBIO NÃO ACORDOU BEM. NÃO SABIA DIREITO O QUE SENTIA, NEM SABIA SE EXISTIA UMA PALAVRA PARA DESCREVER AQUELE SENTIMENTO.

A PARTIR DAQUELE DIA...

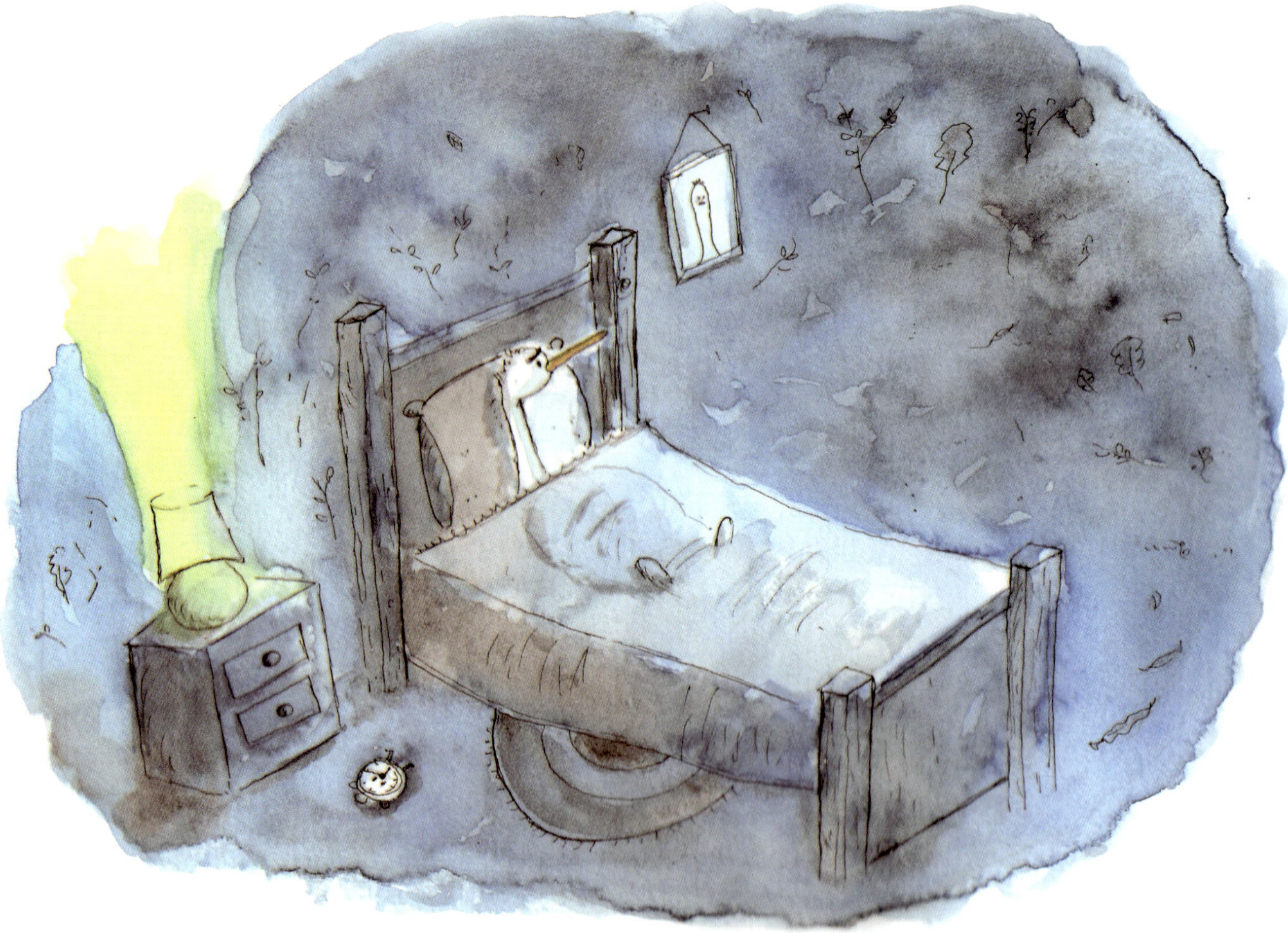

NÃO QUERIA SAIR DA CAMA...

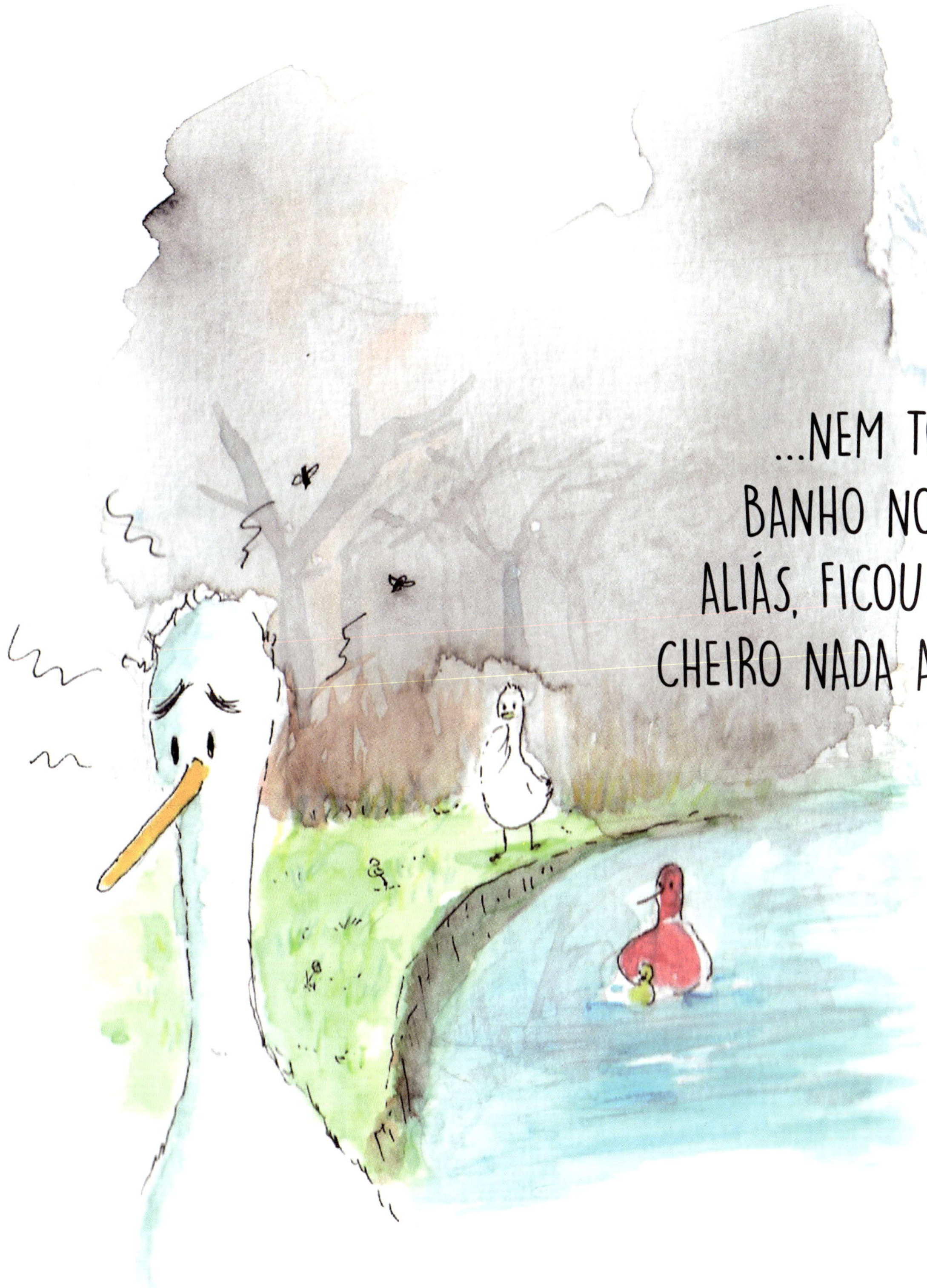

...NEM TOMAR
BANHO NO LAGO.
ALIÁS, FICOU COM UM
CHEIRO NADA AGRADÁVEL...

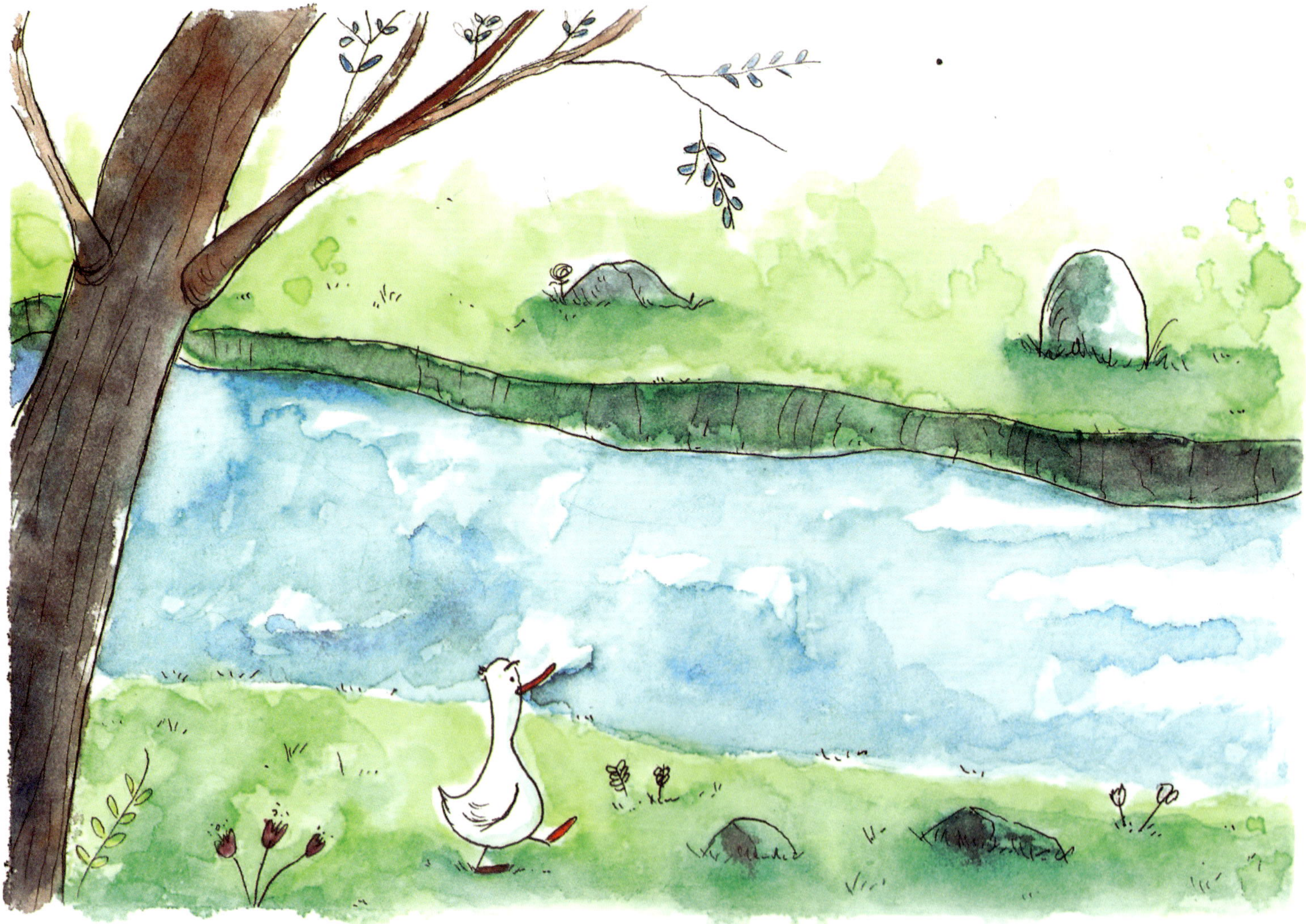

NÃO FEZ MAIS SEUS EXERCÍCIOS MATINAIS.

ATÉ GANHOU UNS QUILINHOS A MAIS.

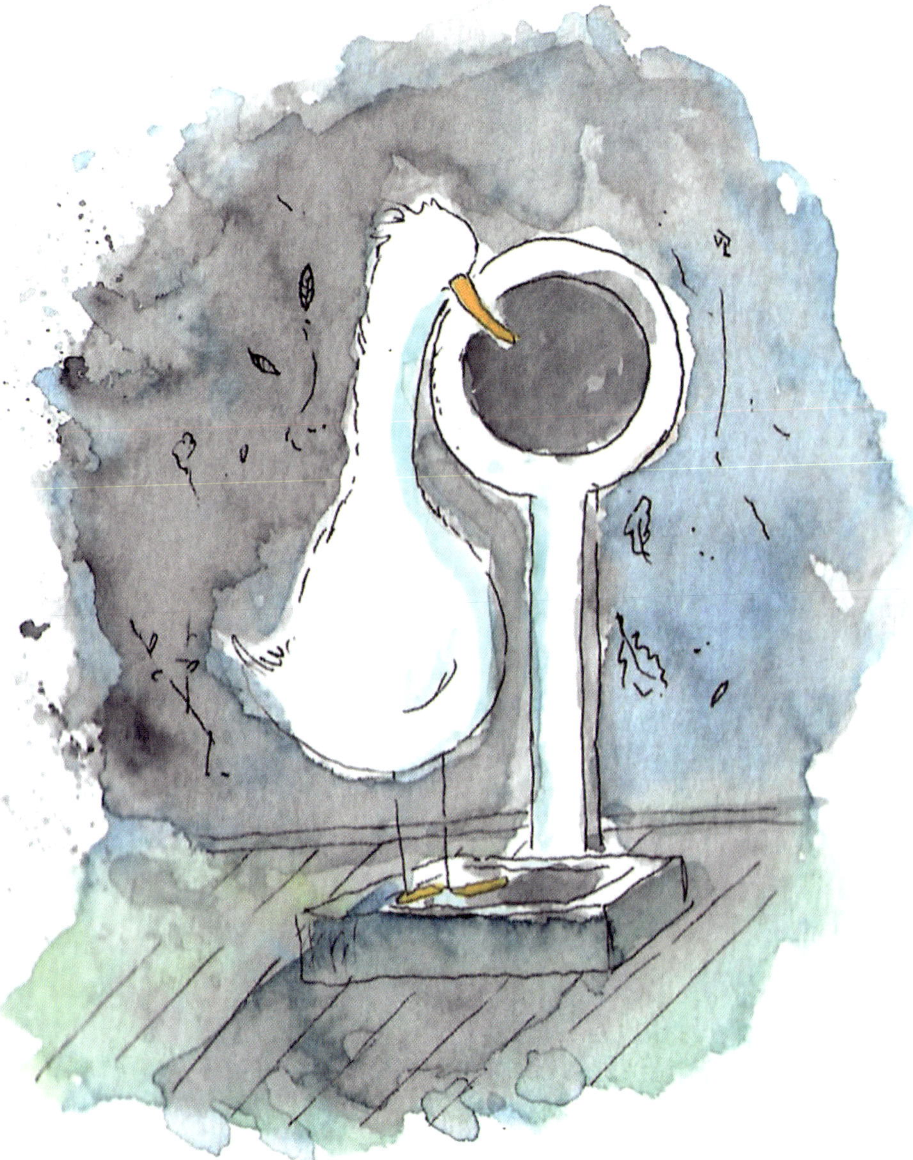

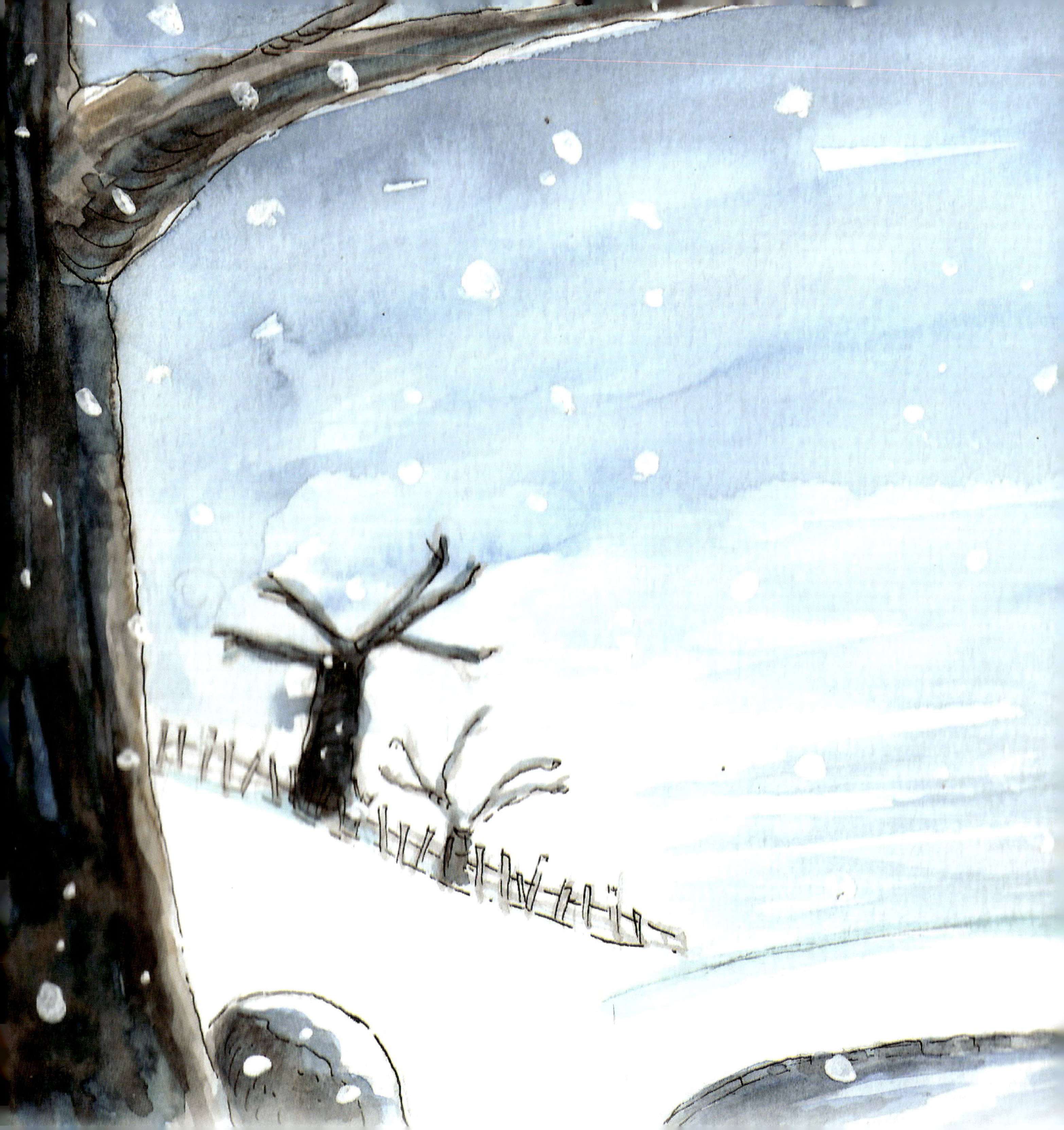

FOI ENTÃO QUE O INVERNO CHEGOU...
E EUZÉBIO NÃO FOI VIAJAR.

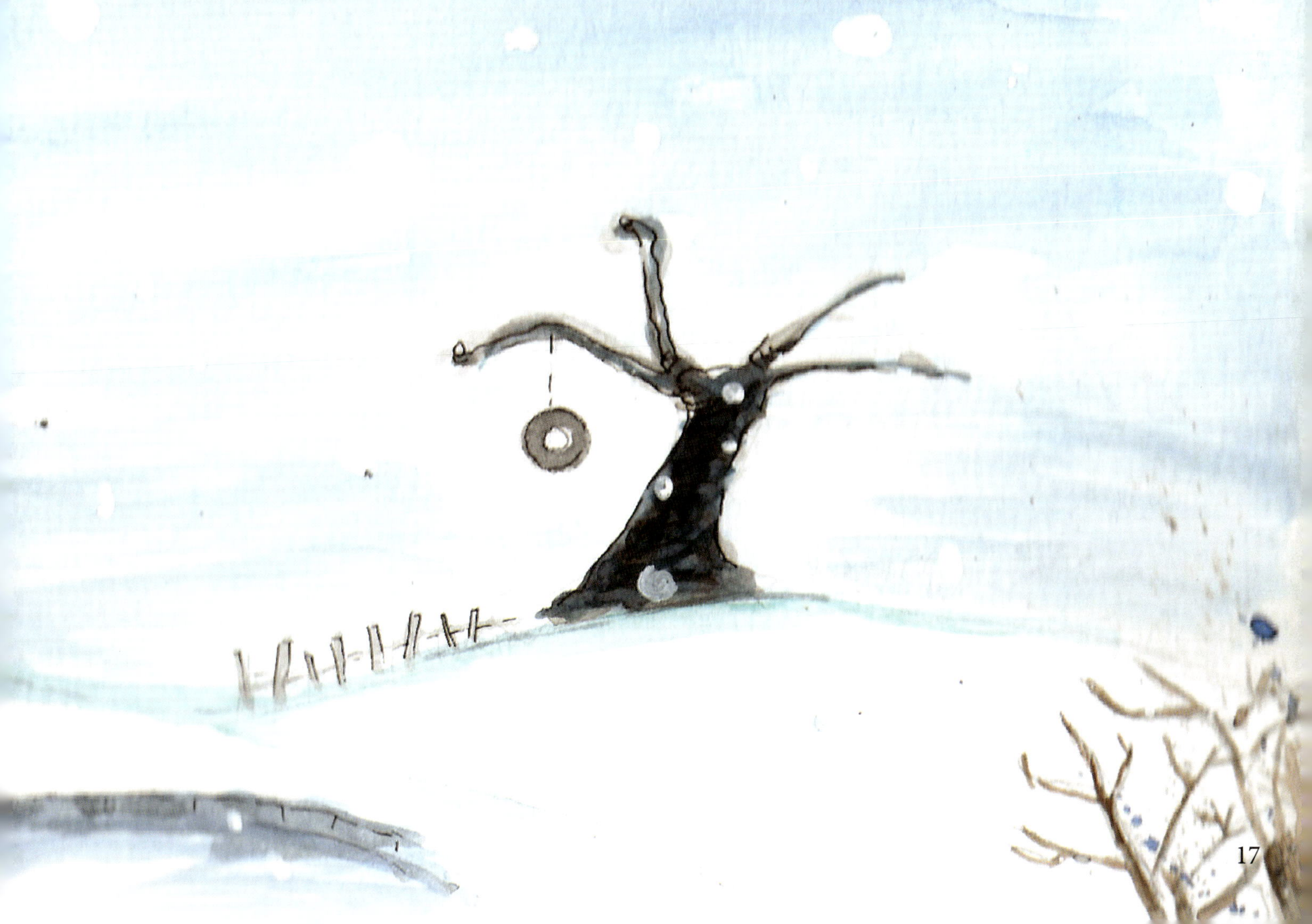

O VERÃO VOLTOU. OS PATOS RETORNARAM DAS FÉRIAS.

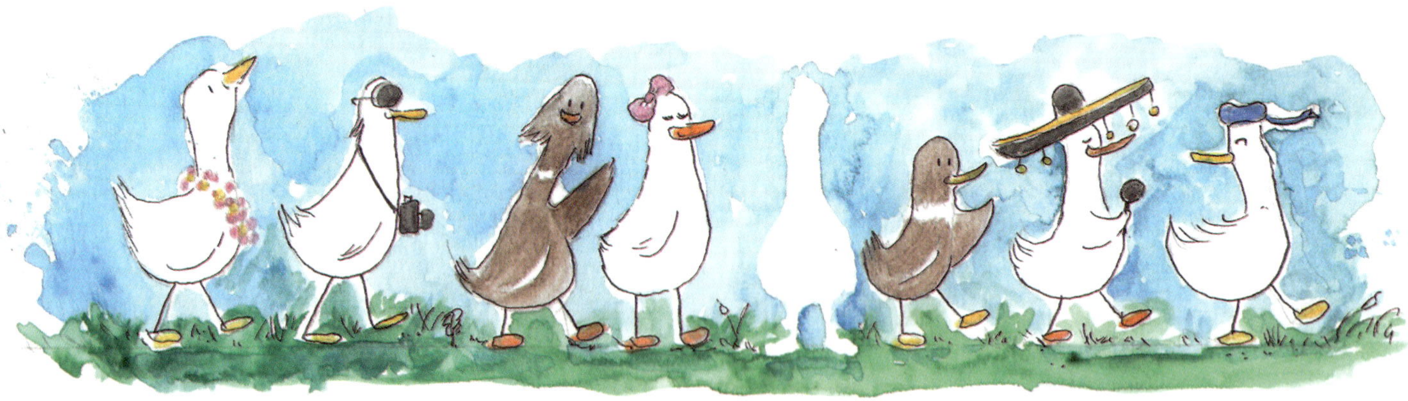

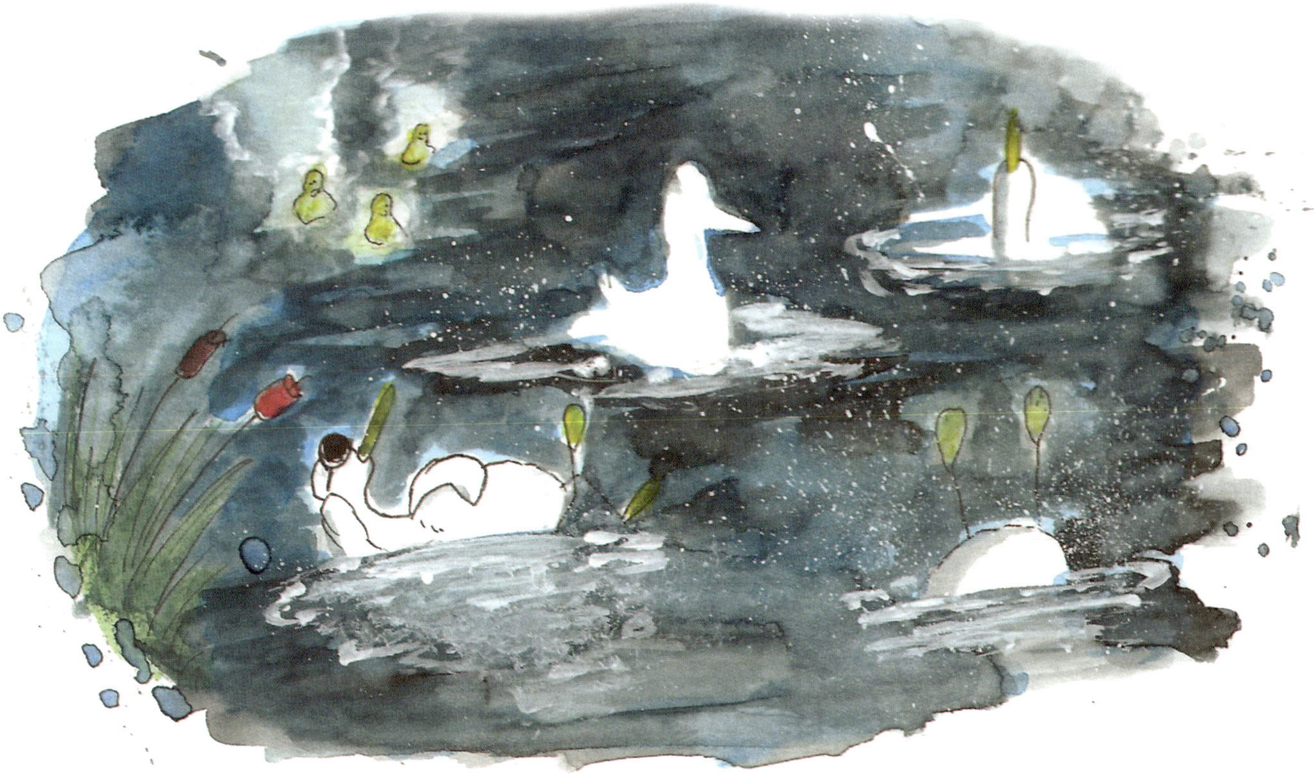

VOLTARAM A TOMAR BANHOS REFRESCANTES...

A FAZER SEUS EXERCÍCIOS...

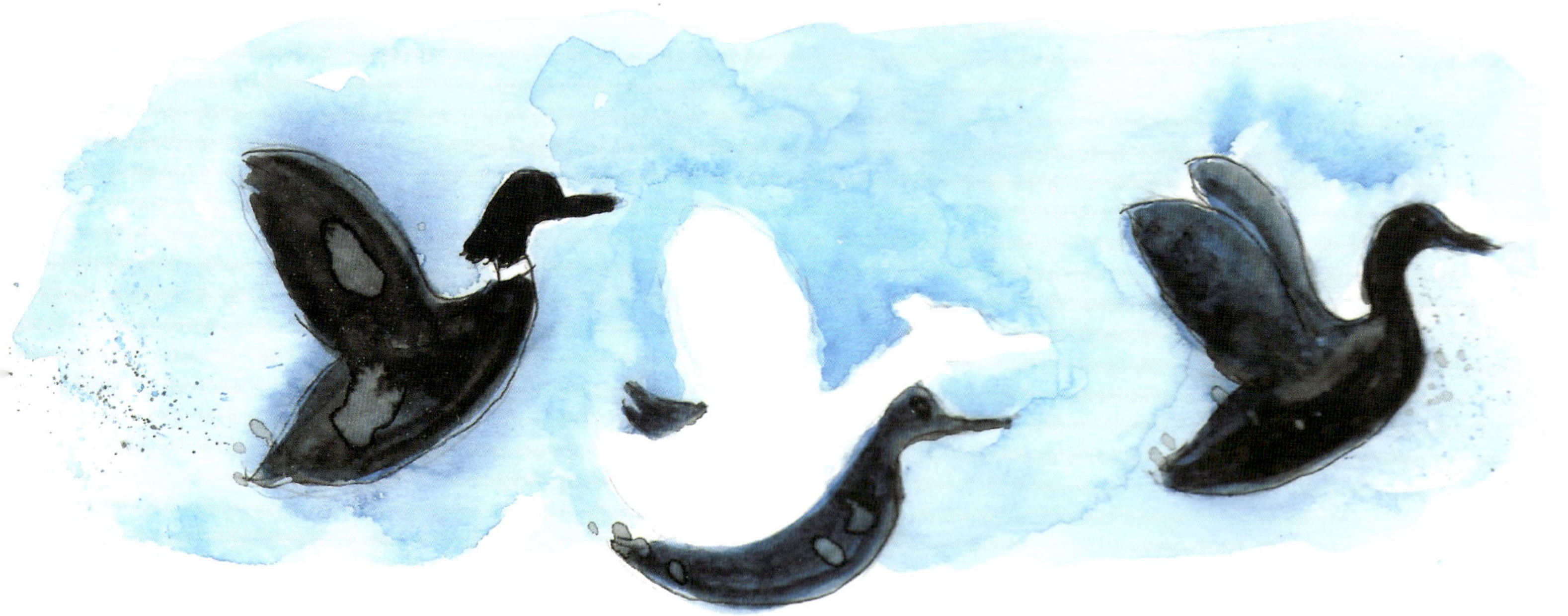

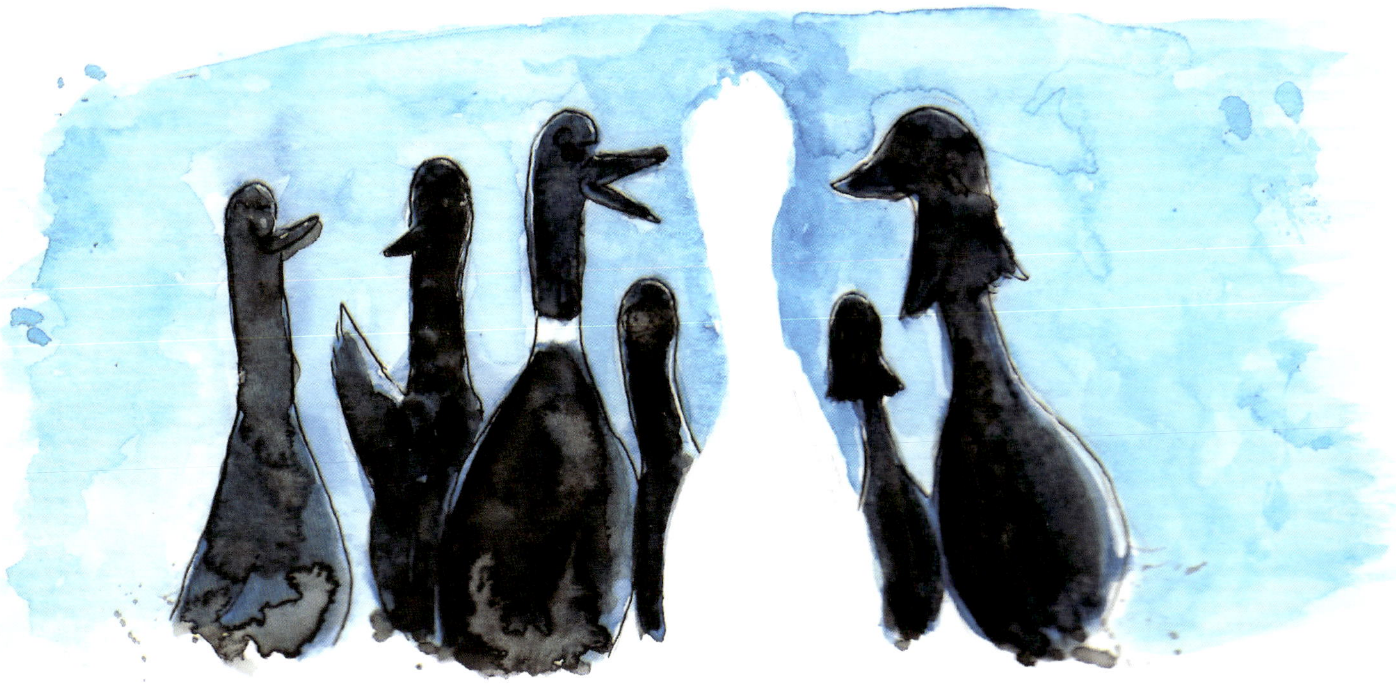

...A JOGAR CONVERSA FORA.

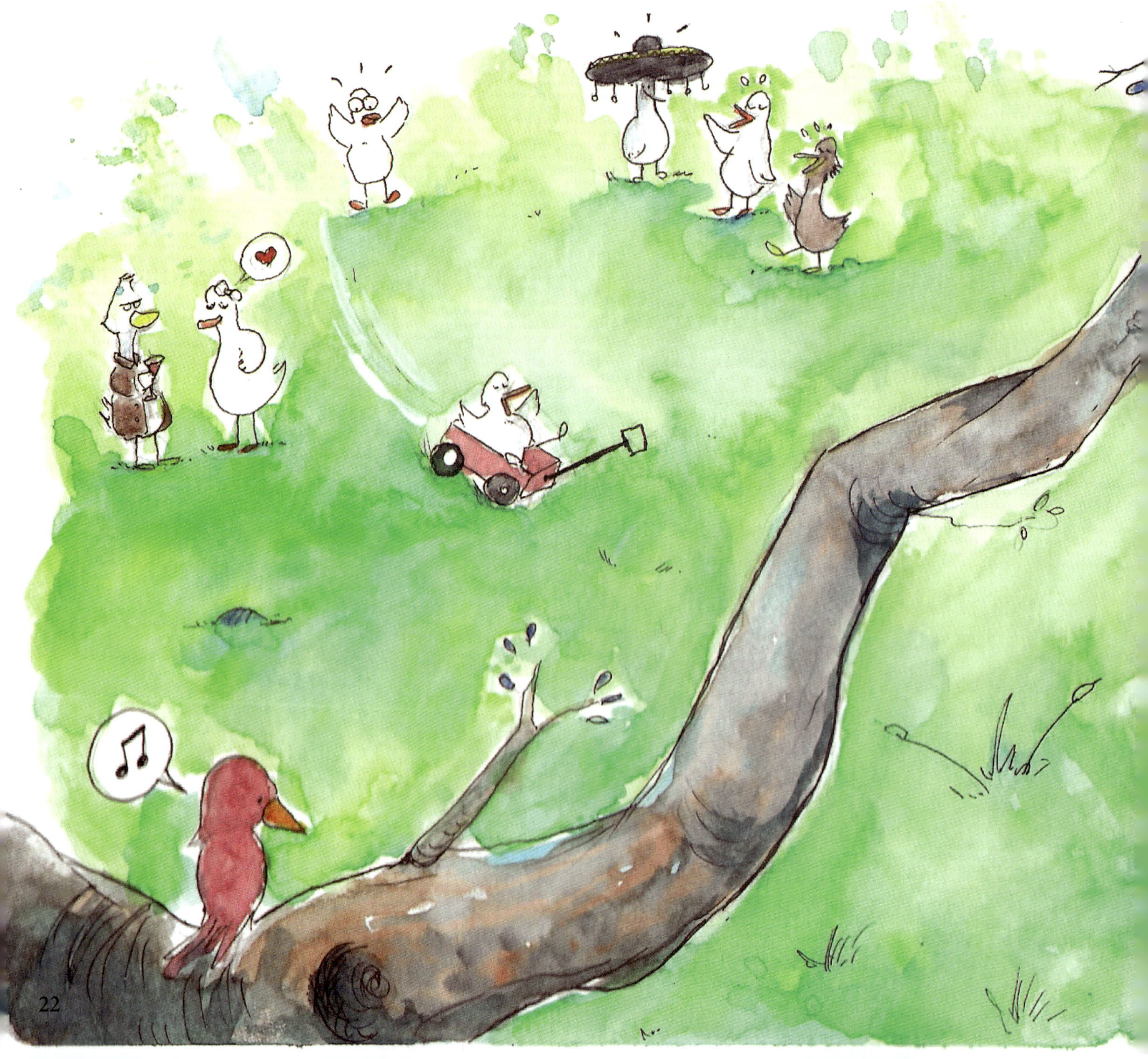

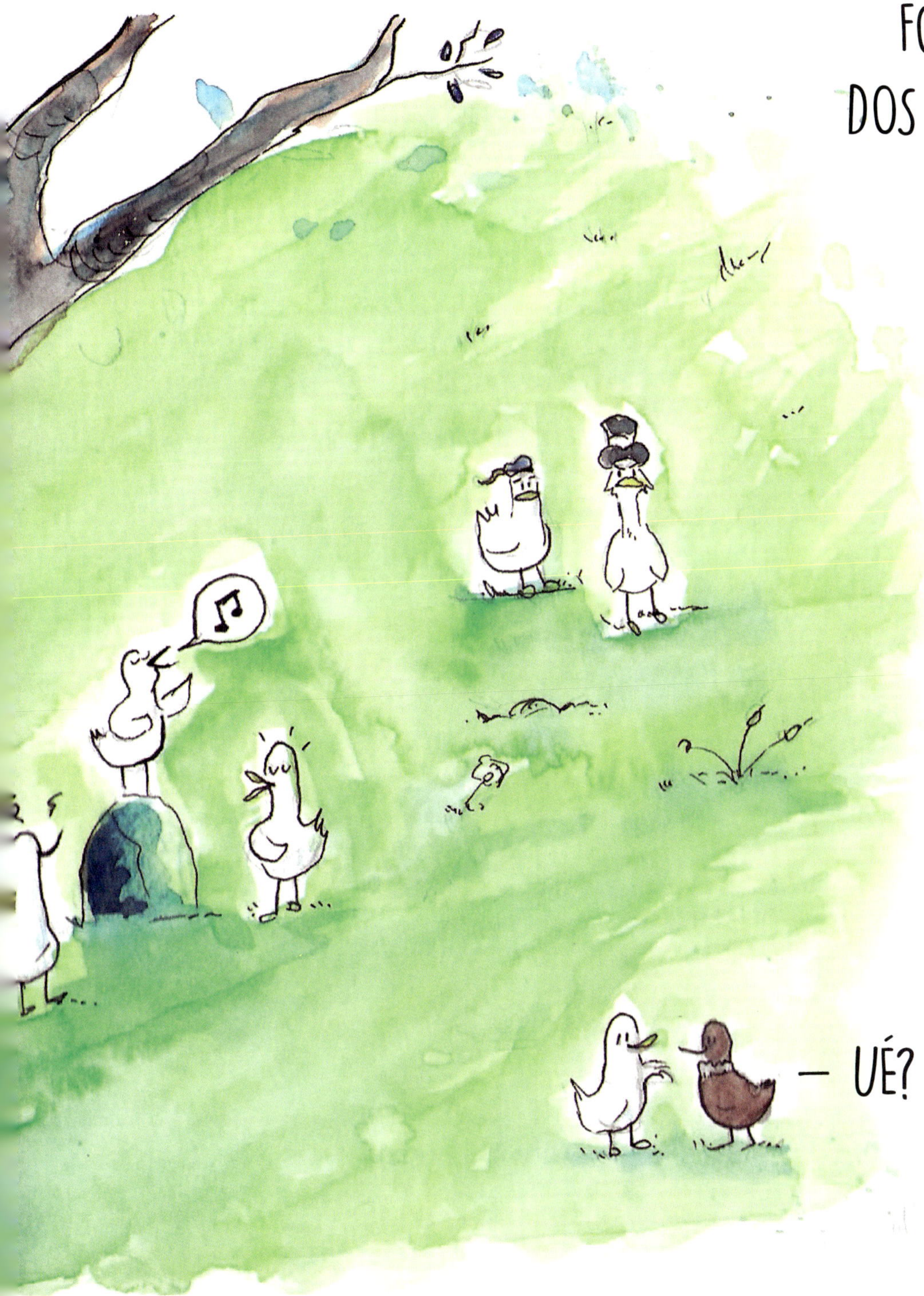

FOI AÍ QUE UM
DOS PATOS PERCEBEU:

— UÉ? CADÊ O EUZÉBIO?

TODOS OS PATOS
SAÍRAM PARA
PROCURAR O PATO
SUMIDO.

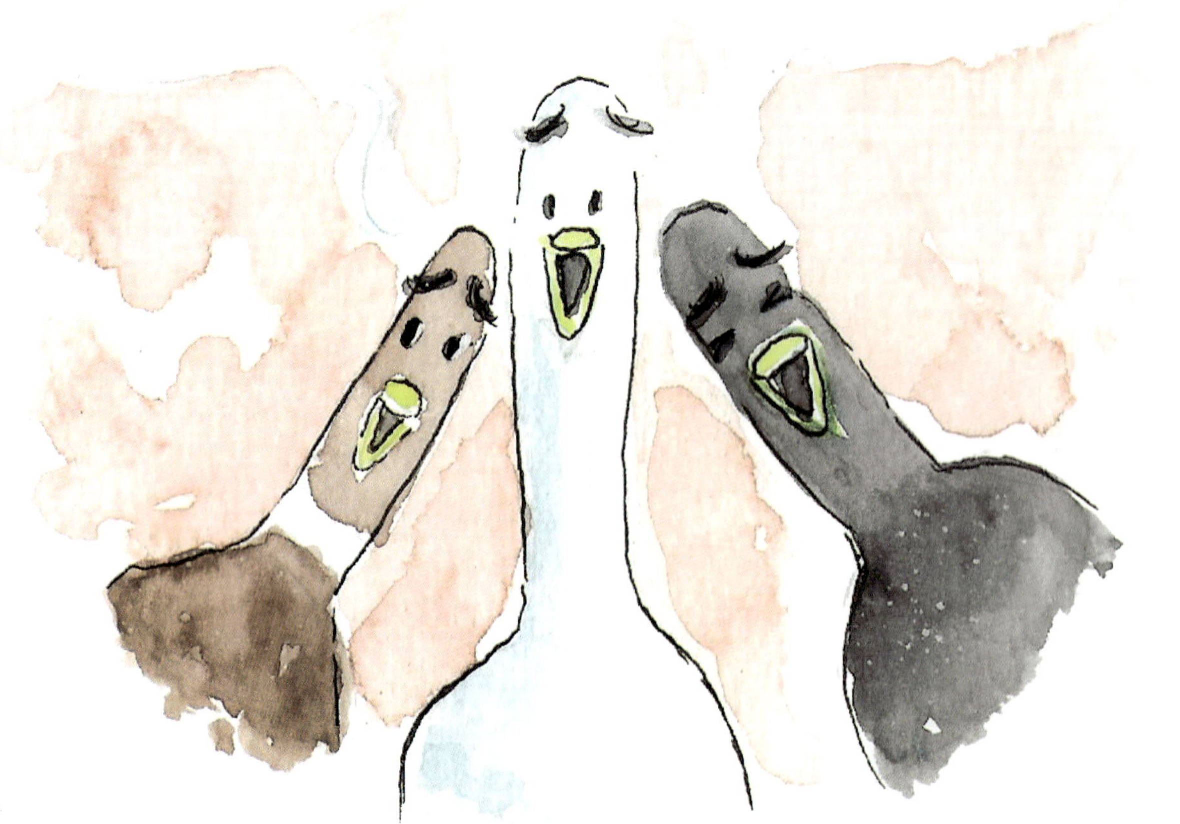

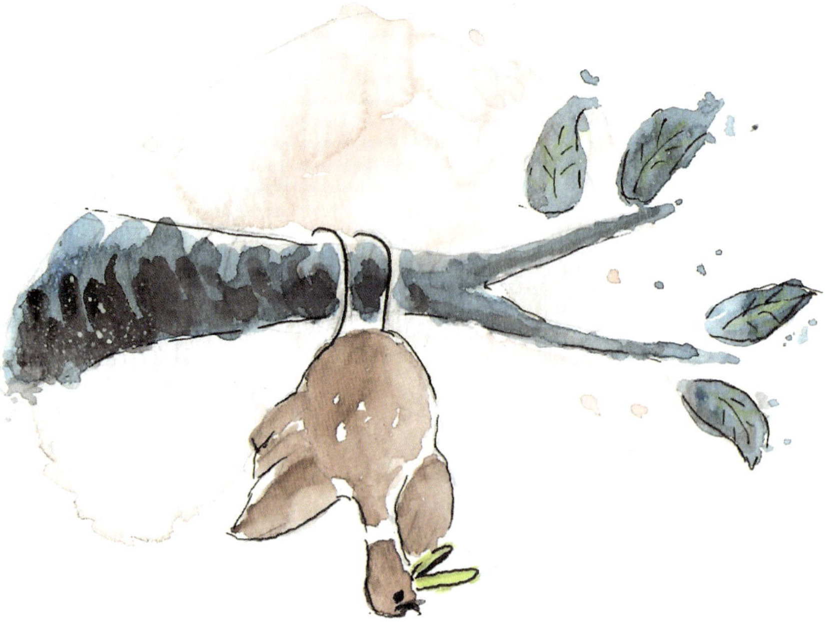

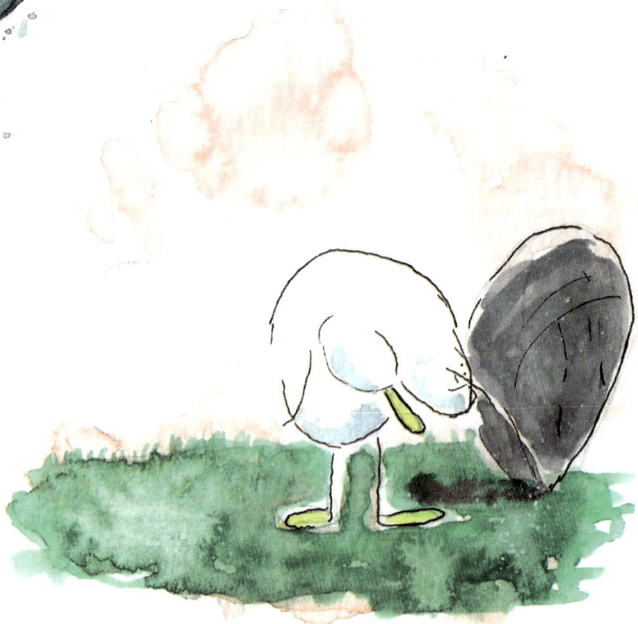

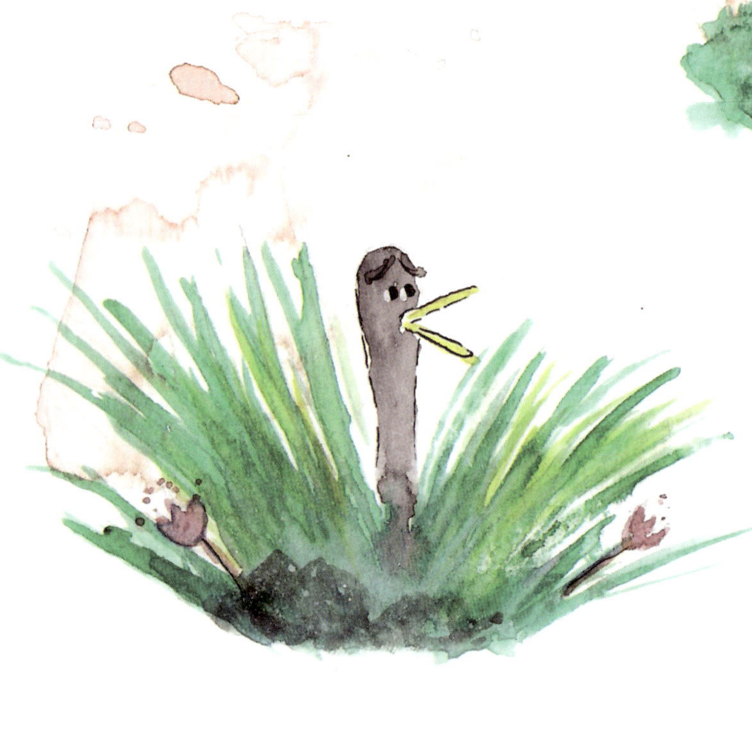

REVIRARAM
A FLORESTA
E NADA.

UM DELES ENTÃO SE LEMBROU:
– VAMOS VER EM SUA CASA?

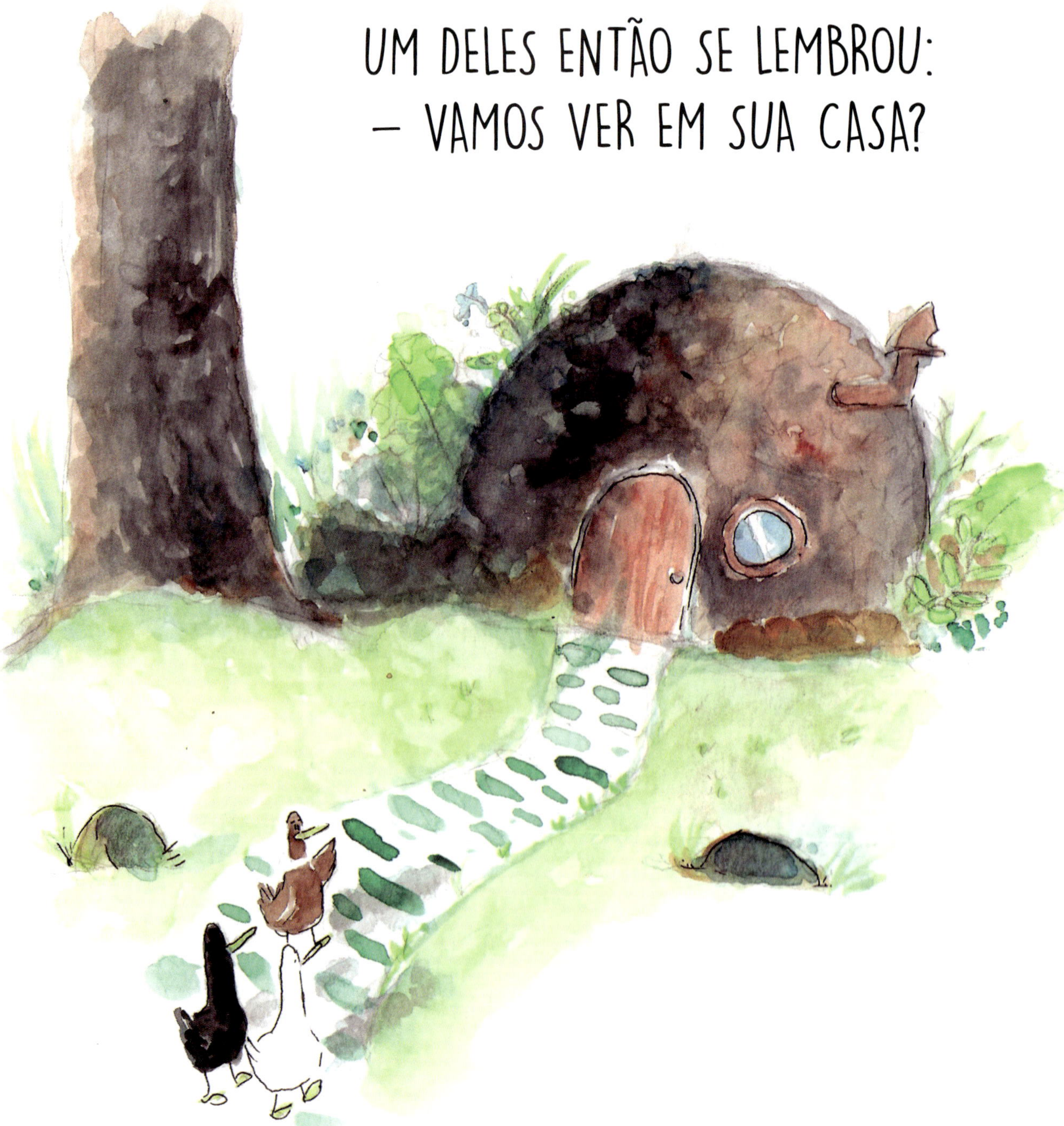

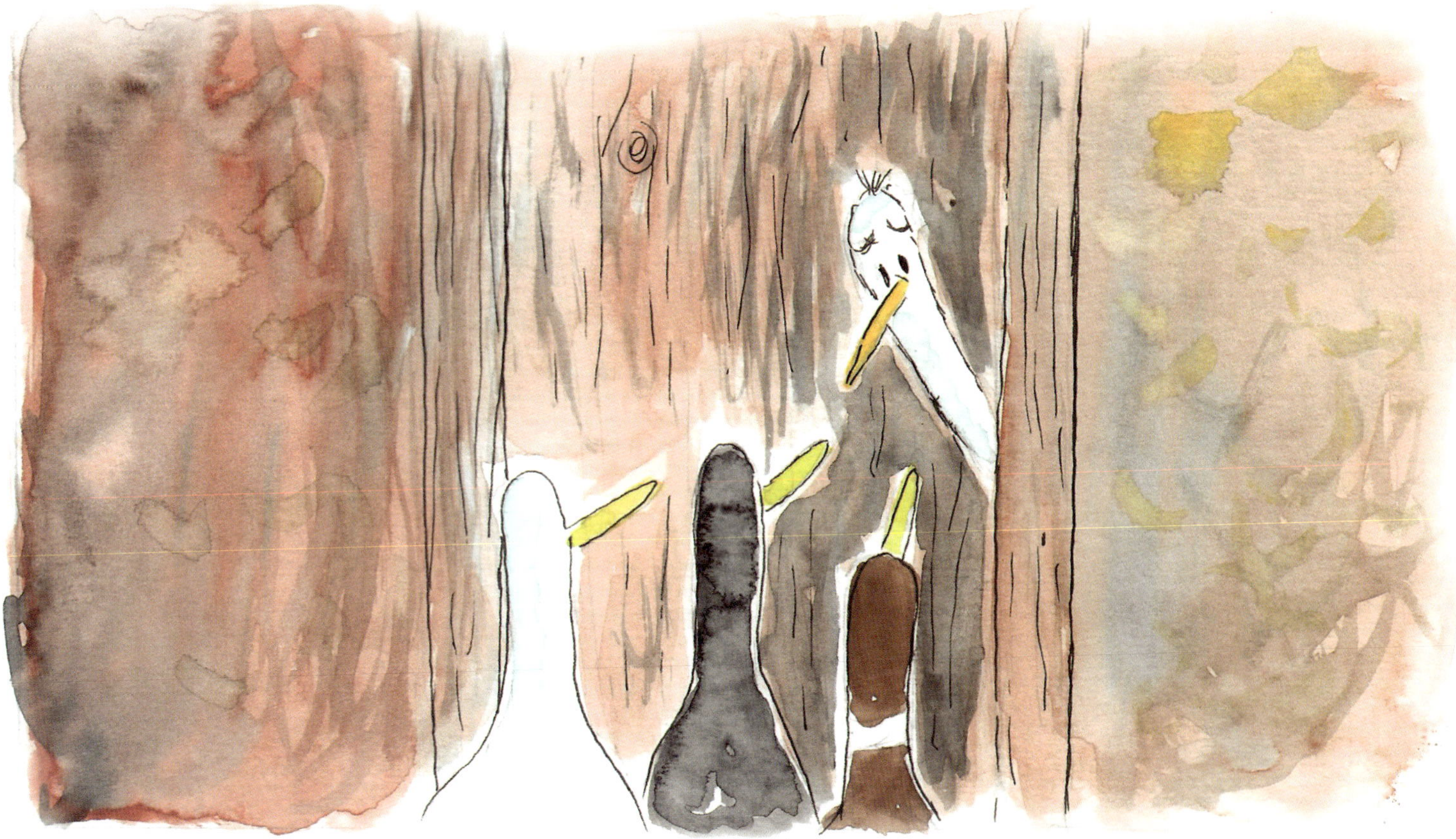

"TOC, TOC!" – BATERAM NA PORTA.
EUZÉBIO ABRIU E EXPLICOU PARA SEUS AMIGOS O QUE ESTAVA SENTINDO.

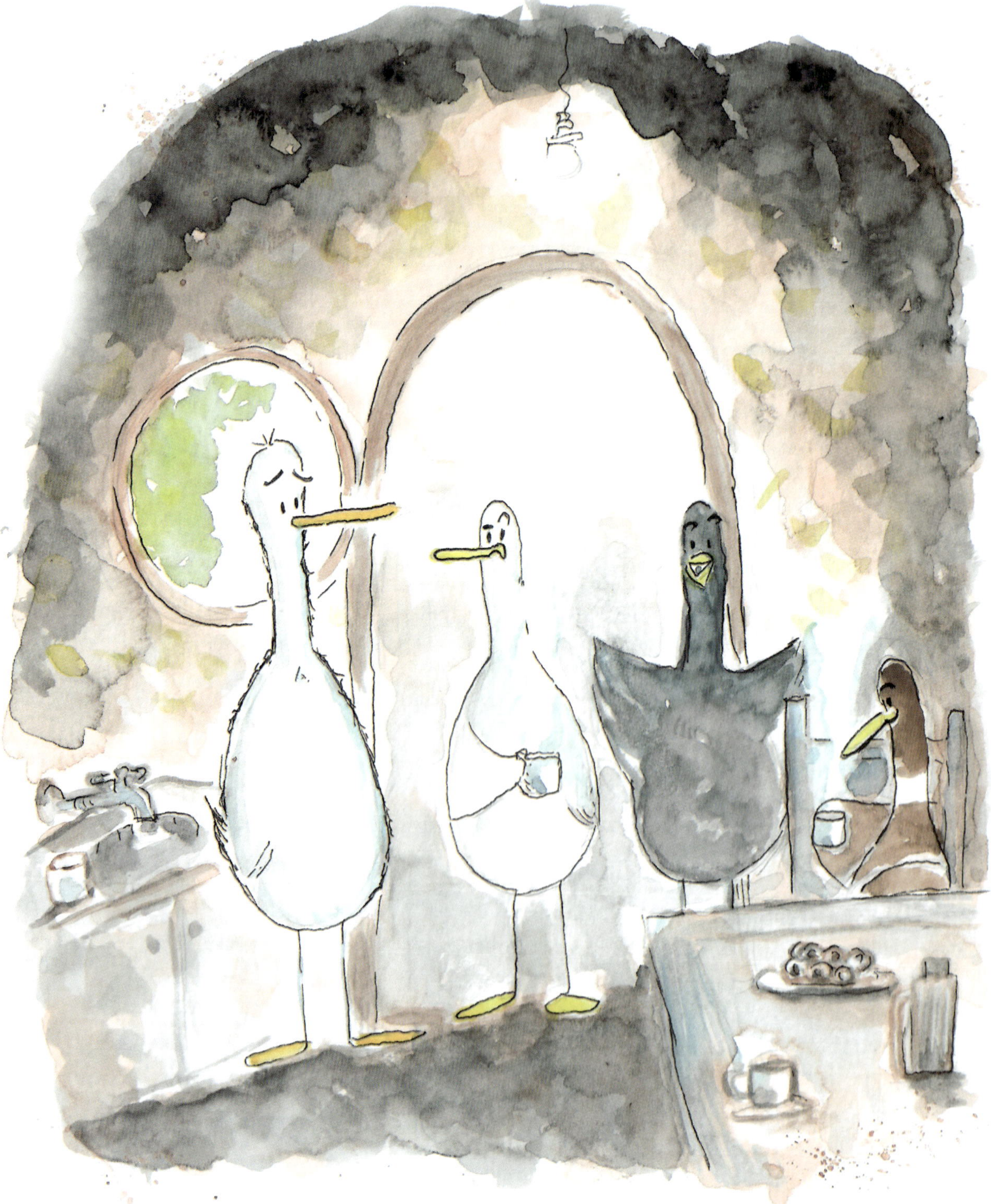

APÓS MUITA CONVERSA PARA ENTENDER AQUELE SENTIMENTO, UM DOS PATOS TOMOU A PALAVRA.

— EU ACHO QUE JÁ SENTI ISSO AÍ!

OUTRO PATO NÃO QUIS FICAR ATRÁS E DISSE:

— EU TAMBÉM JÁ ME SENTI ASSIM!

E, UM APÓS O OUTRO, FORAM REVELANDO SEUS SENTIMENTOS.

ASSUSTADO, EUZÉBIO JÁ NÃO ENTENDIA MAIS NADA DO QUE OS SEUS AMIGOS FALAVAM, VISTO QUE TODOS FALAVAM AO MESMO TEMPO.

— PAAAAAAAAREEEEEM!!! — GRITOU EUZÉBIO.

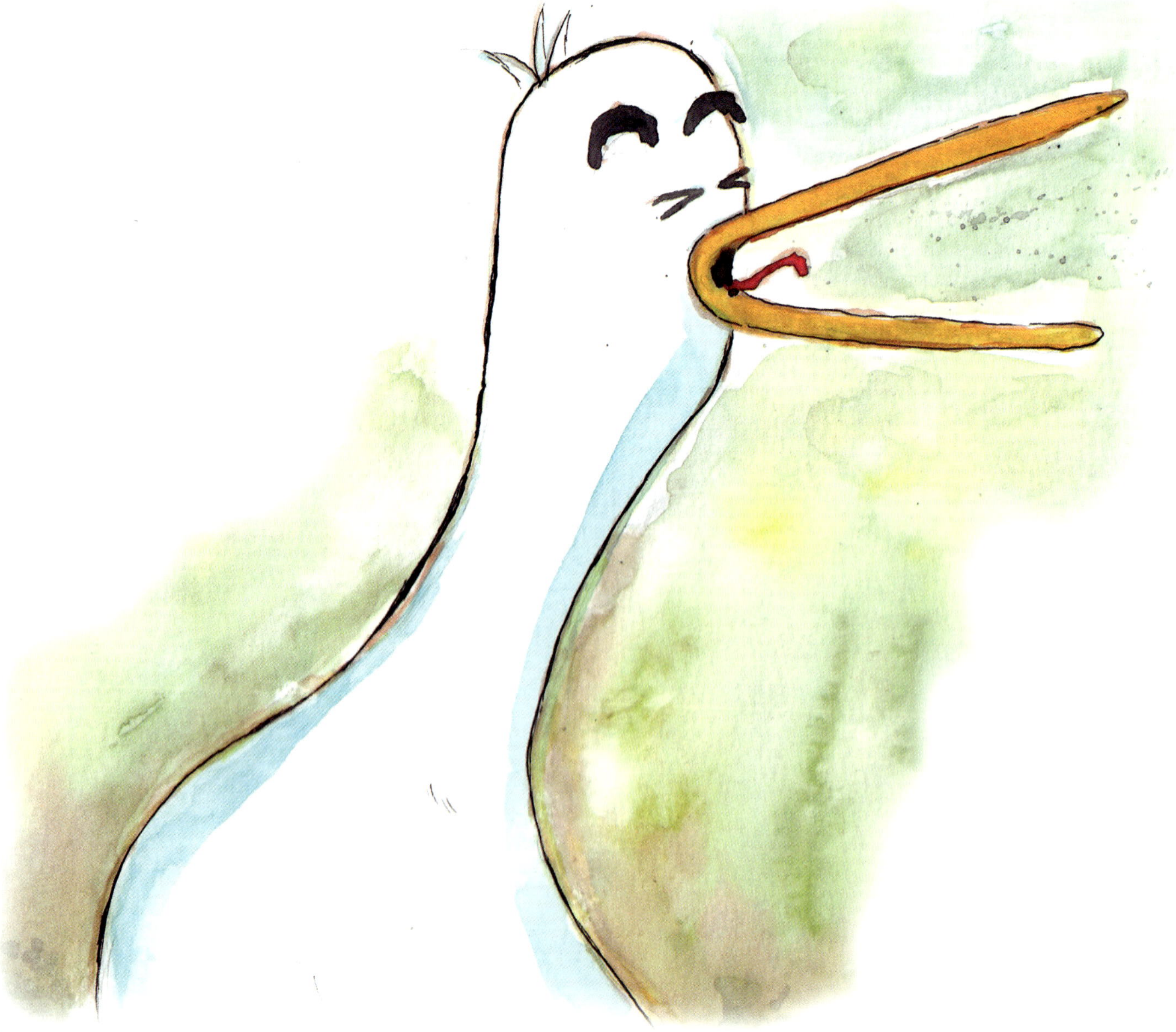

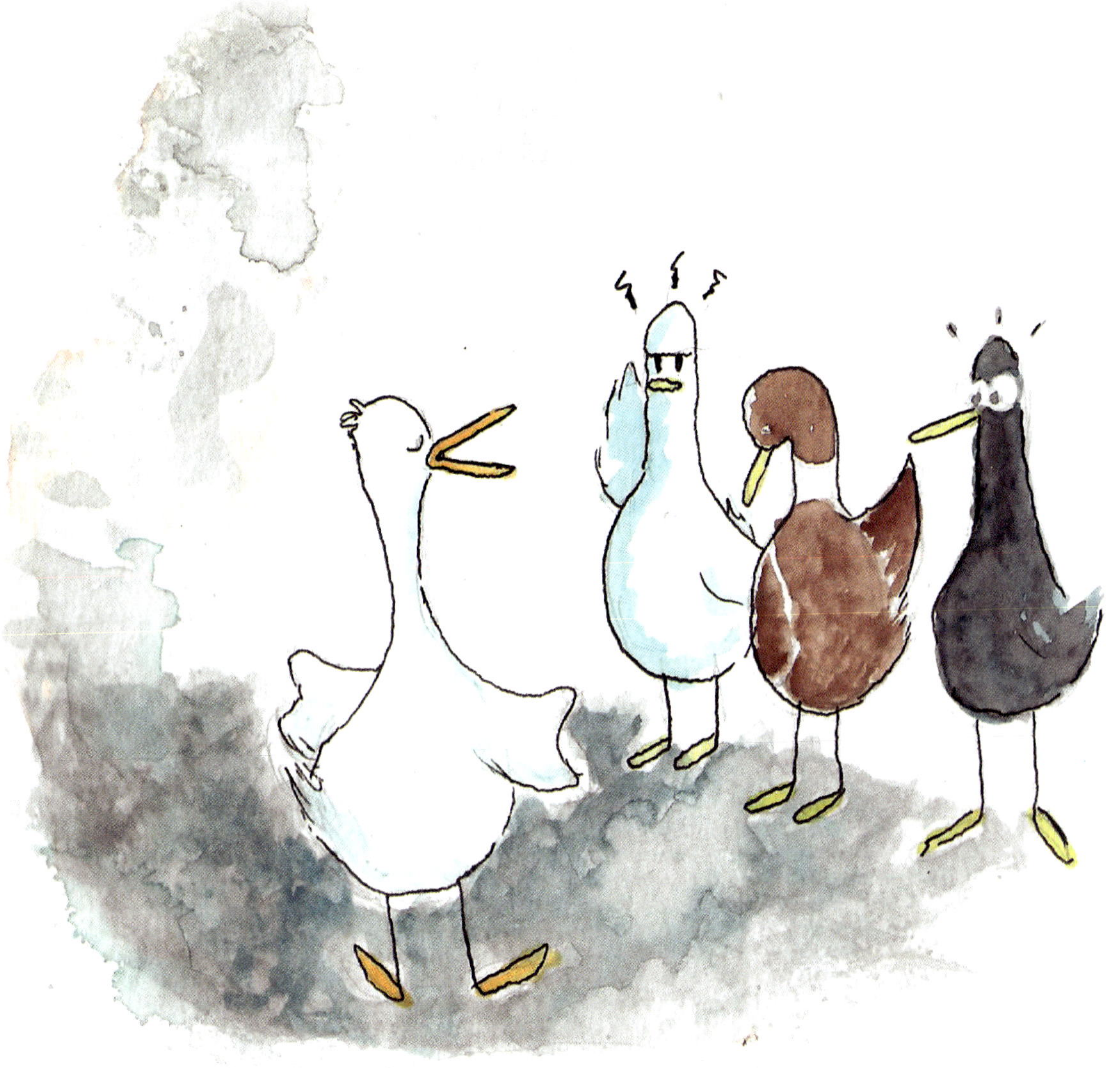

— AGORA EU ENTENDO O QUE ESTOU SENTINDO!
TODOS OLHARAM APREENSIVOS PARA ELE.

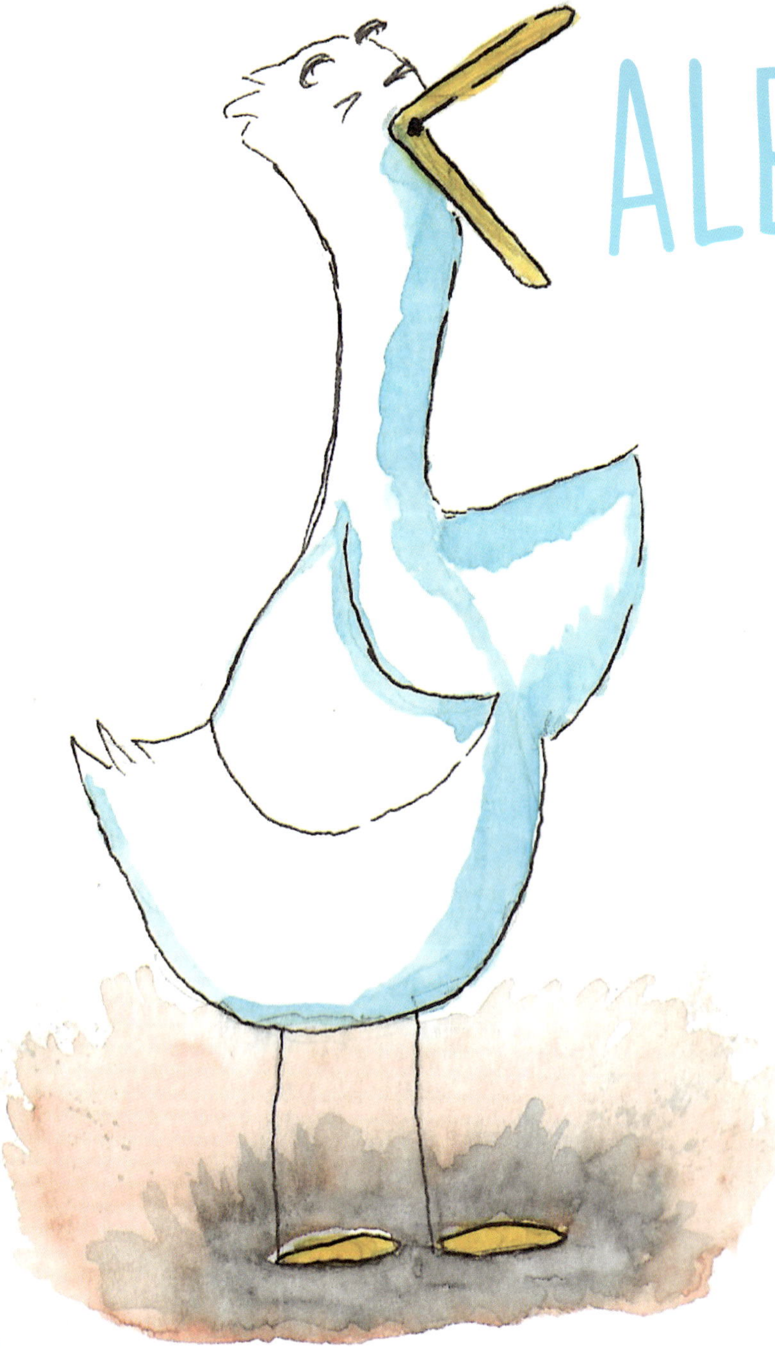

ALEGRIA!!!

TODOS OLHARAM MEIO SEM ENTENDER, MAS EUZÉBIO EXPLICOU PARA SEUS AMIGOS:
— ME SINTO ALEGRE, POR VOCÊS ESTAREM AQUI, POR SE PREOCUPAREM COMIGO, E POR SABER QUE TAMBÉM TIVERAM ESSE SENTIMENTO RUIM UM DIA.

OUTRO PATO RESPONDEU:
— É NORMAL. NÓS TODOS NOS SENTIMOS ASSIM. É COISA DE PATO.

E TODOS CONCORDARAM, DIZENDO:
— É COISA DE PATO!

EUZÉBIO SORRIU... É COISA DE PATO!

FIM

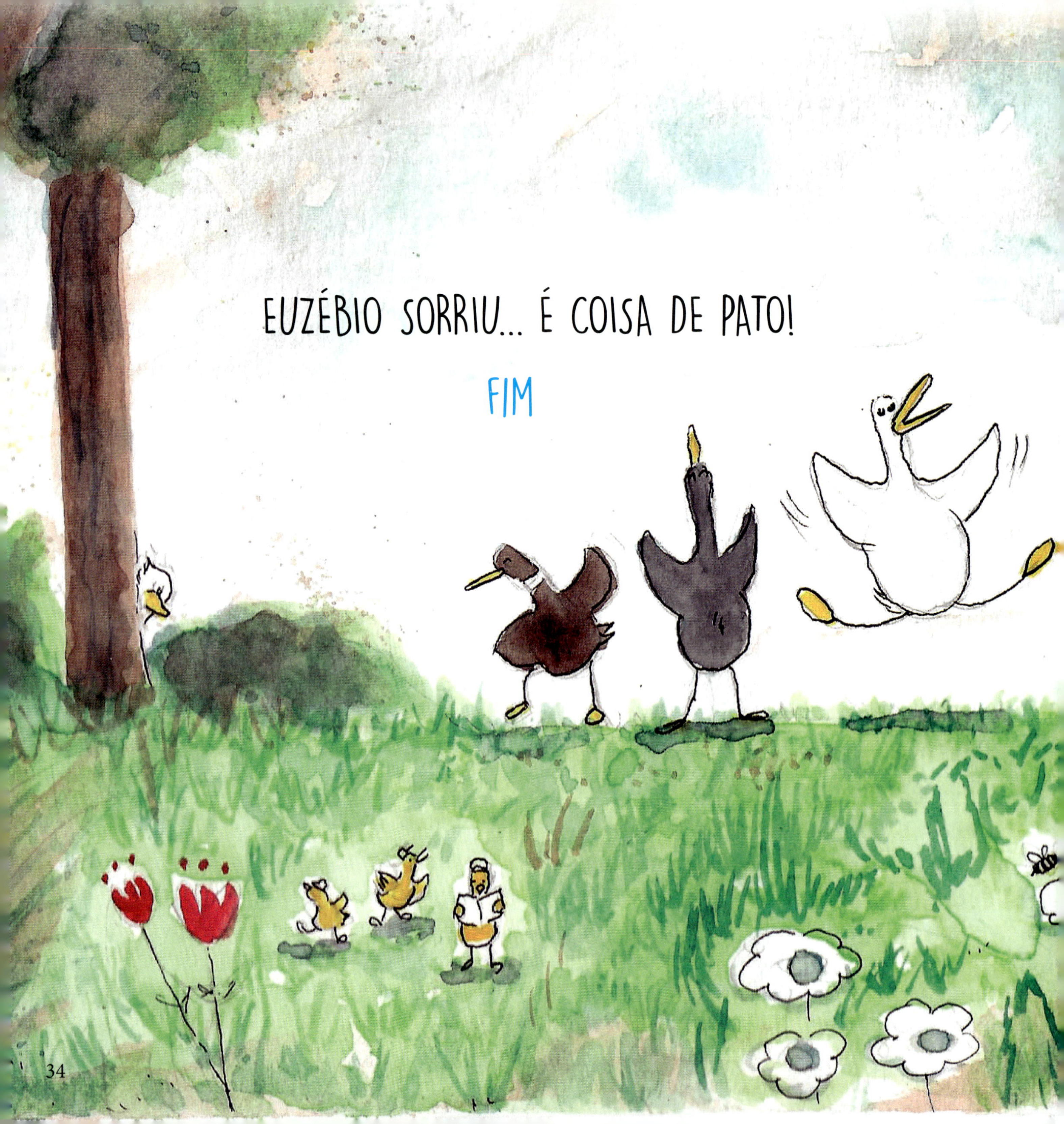

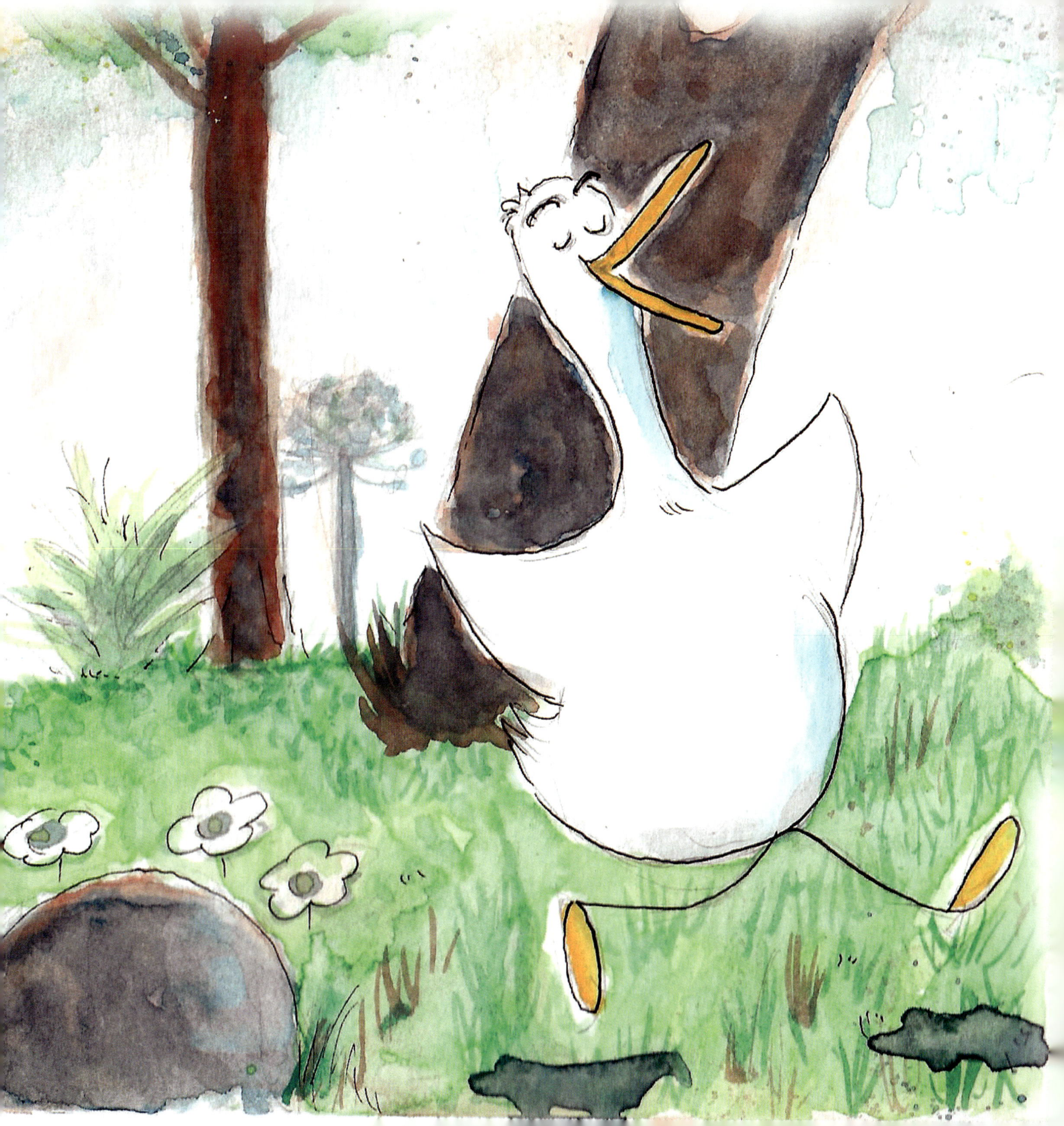

SOBRE O AUTOR E ILUSTRADOR MÁRCIO R. GARCIA

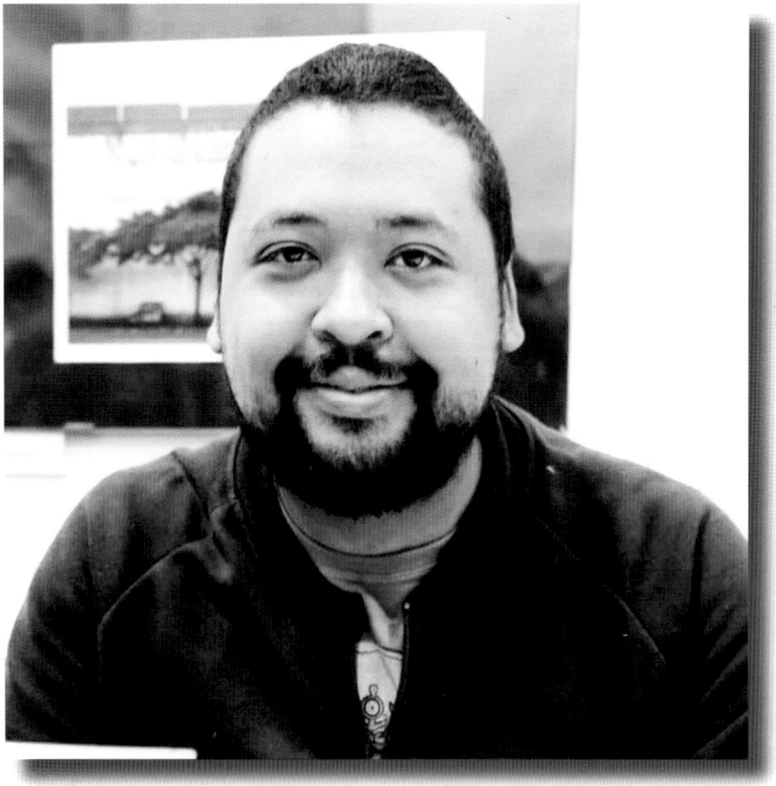

Sou formado em Pedagogia e Relações Internacionais e especialista em Literatura, mas gosto mesmo é de desenhar e contar histórias. Já publiquei os quadrinhos *Sailor, Silencie* e o livro infantil *O menino e a Lua* de forma independente. Este é meu primeiro livro por uma editora.